POSICIONES SEXUALES

LA GUÍA COMPLETA PARA EL DOMINIO DE LA VIDA
SEXUAL CON POSICIONES SEXUALES
MEJORADORAS DEL ORGASMO INCLUYENDO
ENSEÑANZAS SEXUALES DEL KAMA SUTRA Y SEXO
TÁNTRICO

KELLY ANDERSON

ÍNDICE

INTRODUCCIÓN

El sexo es una parte integral de la vida de cada persona, pero ¿ha pensado en lo importante que es para usted? Sé real contigo mismo: ¿estás recibiendo la cantidad de placer e intimidad que deseas o simplemente te estás acomodando? ¿Te has aburrido a pesar de que amas mucho a tu pareja, pero no sabes a dónde ir más allá? O tal vez eres simplemente aventurero y quieres aprender más...

Muchas personas y parejas han llegado a aceptar que no pueden tener una vida sexual llena de emoción, aventura y experimentación. Sin embargo, no tiene que ir al otro lado del espectro para poder experimentar un nivel saludable de actividad sexual en el que encuentre el máximo placer. Solo necesita tener algunos conocimientos y saber qué caminos tomar para llegar a un lugar donde se sienta cómodo con su propia piel y con su sexualidad.

¿Te diste cuenta de que el sexo cosecha beneficios para nuestro ser social, psicológico, emocional, intelectual y físico? Una vez que se dé cuenta de la gama completa de beneficios que se pueden obtener a través de una vida sexual saludable, nunca volverá a tener relaciones sexuales mundanas regulares.

Entonces, si usted es como la mayoría de las parejas cuyas vidas sexuales se vuelven obsoletas después de un año o menos y desea tener más variedad dentro y fuera de la habitación que solo las mismas tres posiciones en repetición, este es el mejor regalo que puede comprar para usted y tu pareja Esta guía completa tiene 70 posiciones y variaciones para que pruebes a partir de hoy. Cuenta con una amplia gama de variedades, así como con Kama Sutra y enseñanzas tántricas para conectarse más profundamente y crear una relación y una intimidad duradera con su pareja.

Viniendo de un camino de experiencia, he estado practicando tantra durante años y he tenido el placer de compartir mi conocimiento como maestra sexual para no solo expandir la comprensión detrás de tener una vida sexual saludable, sino también los pasos que debes seguir para llegar a ese punto Cuando comprenda todo el alcance de lo que implica una relación saludable que le brinde felicidad en todos los niveles emocional, físico, mental e incluso espiritual, siempre amará y respetará no solo quién es como persona, sino también a su pareja. Podrá comunicarse en niveles más profundos sobre situaciones dentro y fuera de la habitación, que continuarán el ciclo de florecientes niveles de intimidad y deseo.

Ya mencioné los beneficios antes, así que pasemos a lo básico. Por ejemplo, los hombres que son sexualmente activos tienen un riesgo menor de desarrollar cáncer de próstata. De hecho, los hombres mayores de 50 años que tuvieron relaciones sexuales o eyacularon dos veces por semana o más tenían un 50% menos de probabilidades de morir antes de los 70 años que los hombres que no habían tenido relaciones sexuales.

Hay incluso más beneficios para las mujeres sexualmente activas, como el aumento del flujo sanguíneo y los analgésicos liberados naturalmente. Tener una vida sexual saludable puede hacer que las mujeres tengan menos calambres menstruales y premenstruales, mayor fertilidad, músculos pélvicos fuertes y más lubricación. De hecho, las mujeres sexualmente activas después de la menopausia mostraron que había menos posibilidades de adelgazamiento de las paredes vaginales en comparación con las mujeres que no tenían relaciones sexuales.

En general, los efectos sobre la salud mental de ambos sexos muestran que hay un aumento del amor, la intimidad y la confianza en sus relaciones. También son capaces de expresar, identificar y percibir emociones más fácilmente. A nivel social, permite que el individuo tenga más confianza en sí mismo.

En pocas palabras, las enseñanzas Tántricas y Kama Sutra podrán fortalecer su relación para ser más profunda, más conectada, íntima y alegre.

Prometo que este libro te ayudará enormemente a ti y a tu pareja a mejorar no solo tu vida sexual, sino también toda tu relación. Todo lo que necesita hacer es seguir las sencillas pautas establecidas en este libro.

No seas una de esas personas cuya relación se desmorona después de unos pocos años. Todos sabemos cómo la tasa de divorcios solo está subiendo. ¿No crees que podría tener algo que ver con la calidad de la vida sexual de las personas? Por supuesto, esa podría no ser la única razón. Sin embargo, si hubiera una manera de construir tu vida sexual con tu pareja a un nivel maravilloso y maravilloso, ¿no?

Este libro está garantizado para ayudarlo a experimentar más orgasmos alucinantes hoy. ¿No suena mejor que los diez minutos de misionero programados regularmente cuando su compañero se pone al día con las noticias de la noche?

DOMINANDO EL ARTE DEL SEXO

Nosotros, como humanos, estamos diseñados para tener relaciones sexuales para la procreación y el disfrute, pero no nacemos con una capacidad natural para disfrutar el verdadero arte de la experiencia sexual. Es mucho más íntimo con tu pareja que la simple penetración hasta el orgasmo. Piense en el sexo como una obra de teatro o una película que tiene muchas escenas y entornos. Dada esta visión, puede hacer que una sesión de amor dure toda la tarde con bastante facilidad, si no más. Hay varios métodos que puede usar para ayudarlo a usted y a su pareja a tener su propia película hermosa y sensual.

Para empezar, la confianza es súper sexy, ya que muestra que te sientes cómodo dentro de tu propia piel. Puedes demostrarle a tu pareja que te amas, y creer que eres hermosa y digna de ser adorada como un ser sexual.

A continuación, los juegos previos son necesarios para aumentar el estado de ánimo y te ayudarán a ser más íntimo con tu pareja. Es una forma de explorar los cuerpos de los demás y prestar especial atención a los cambios específicos de su pareja. Los juegos previos implican besos, caricias y sexo oral para establecer el tono para que la penetración siga.

Variar posiciones es clave para mantener las cosas interesantes en el dormitorio. Si solo tiene algunos movimientos característicos, su compañero se aburrirá con el tiempo, incluso si los disfruta. Aproveche la oportunidad de trabajar en algunas posturas y técnicas nuevas y emocionantes, que van a volar los calcetines de su pareja.

También es importante tener en cuenta que practicar sexo seguro es crucial en la actualidad. Debe poder hablar con su pareja sobre cómo se siente al quedar embarazada y tomar medidas si esto no es algo que ambos desean. También querrá hacerse la prueba de enfermedades de transmisión sexual y hablar sobre el uso de anticonceptivos o condones.

Las fantasías son a veces el secreto sucio que nadie quiere compartir. Sin embargo, cuando descubra que puede compartirlos con su pareja, se acercarán más mientras representan escenas que lo excitan. Las fantasías también pueden involucrar diferentes tipos de atuendos para ayudarte a entrar en el personaje.

Otra técnica a considerar es hablar sucio con tu pareja. Esta es una gran activación, que ayuda a aumentar la intensidad de las emociones y la confianza. Es una forma de comunicarse con su pareja que ama lo que está haciendo y una forma de decirle lo que quiere. Puedes gritar o susurrar cosas dulces a tu pareja en la pasión del momento.

Como se mencionó anteriormente, vestirse o comprar ropa interior sexy es una forma maravillosa de mostrar sus atributos, mientras se siente seguro de sí mismo. Puedes ir de escaparates juntos para encontrar lo que realmente le gusta a tu pareja y sorprenderlos comprando su atuendo o lencería favoritos para tener una noche caliente y sexy.

La comunicación es clave durante el sexo para que su pareja sepa si está disfrutando de las técnicas que está utilizando. Establecer señales verbales o no verbales puede ayudar a mejorar la experiencia.

Considera algo como pasar los dedos por su cabello, golpearlos ligeramente si están haciendo algo que no te gusta o gemir.

También debe expresar cuánto desea que su pareja entre y salga de la habitación. Es un refuerzo de confianza cuando escuchas estos pequeños estímulos, que también pueden ponerte más de humor. Construir la conexión y estas pequeñas expresiones de tu amor recorrerán un largo camino.

Cuando se trata de hacer el amor, mantener el contacto visual es una excelente manera de conectarse aún más profundamente y poder ver cómo su pareja está reaccionando a sus técnicas. No hay error de que los ojos son la ventana del alma, y el contacto visual puede profundizar su vínculo mientras tiene relaciones sexuales.

Usar juguetes o accesorios durante el sexo es una forma de llegar al clímax de una manera sexy. Sorprenda a su pareja sacando velas, vendas y algunos alimentos afrodisíacos. Acaricie con una pluma sobre su cuerpo lenta y sensualmente mientras susurra cosas dulces en sus oídos para aumentar la tensión sexual. Sea creativo al probar accesorios, ya que puede encontrar que su pareja los ama absolutamente como parte de sus experiencias sexuales.

Los disfraces y los disfraces no son solo para Halloween. Esta es una forma fantástica de representar tus escenas de sexo favoritas o crear tu propio juego de rol. Ejemplos clásicos son la enfermera y el paciente, el policía y el ladrón, el maestro y el estudiante sexy y muchos, muchos más.

Otra cosa para intentar es tener relaciones sexuales en público. Puede sentirse travieso y satisfactorio, todo al mismo tiempo. Siempre existe el temor de ser descubierto, pero estarás más atrapado en el momento con tu pareja. Los lugares que elija no tienen que estar a la intemperie, como tener relaciones sexuales en su automóvil. Mientras haya un aire de emoción adjunto, ¡adelante!

También puede considerar bautizar cada habitación de la casa. Los muebles en cada habitación pueden agregar un nuevo toque a tu vida sexual y te darán nuevas formas de unirte a tu amante y ser creativo. Además, siempre recordará ese momento en la lavandería cuando lava la ropa o la mesa del comedor mientras sirve la cena.

También es importante conocer las zonas erógenas de su pareja ya que cada persona es diferente. Los descubrirás más a través de los juegos previos mientras exploras los cuerpos de los demás. Para las mujeres, las principales zonas sensuales son los pezones, pies, orejas y cuello. Para los hombres, puede agregar sus dedos y pecho. También debe prestar especial atención al clítoris y al pene antes del sexo, ya que estas son las zonas más erógenas. Tómese su tiempo y conozca estas partes del cuerpo de su pareja íntimamente.

Hacer ruidos durante el sexo es una forma de comunicarle a tu amante que estás disfrutando el momento. Estos pueden ser gemidos, gritos y respiraciones en cualquier momento de la experiencia sexual, ya que este es el momento de dejarlo ir por completo. Esto no solo te ayuda a sentirte más cerca de tu pareja, sino que también aprenderás lo que más le gusta para que puedas agregarlo a tu repertorio en futuras sesiones.

En el arte de dejarte llevar, no debes tener miedo de reír en la habitación con tu pareja. Deje salir a su niño/a interior y juegue a luchar con su amante, o juegue un lindo juego de escondite. Esta es una forma de conectarse y asegurarse de que su sexo sea divertido. Después de todo, ciertamente no es algo que tomar demasiado en serio.

También puede introducir alimentos a la habitación. Esto puede ser una experiencia emocionante, que ayudará a resaltar su lado creativo. Es posible que hayas visto películas porno donde sacan la crema batida y la untan por todo el cuerpo solo para lamerla. Sin embargo, no siempre tiene que ser tan desordenado. Piense en alimentar a su amante con fresas cubiertas de chocolate a mano. Trátelos como un dios o una diosa. Lo que sea que sientas que es sexy, pruébalo.

Hablando de pornografía, es importante darse cuenta de que es algo que disfrutan ambos sexos, y es aún mejor cuando lo miran juntos. No solo le dará ideas de posiciones o personajes que puede representar, sino que también encontrará más información sobre lo que le gusta a su pareja. Te abrirá a la comunicación, así como a hacer el amor más sensual. Elija uno que les guste a ambos y luego elija uno para cada uno de ustedes para que ambos puedan probar lo que el otro disfruta.

Incluso puedes ir un paso más allá y hacer tu propio video porno. Esto no solo hará que usted y su pareja sean más íntimos, sino que también lo ayudará a llevar su sexo al siguiente nivel. Puede usarlo como un maravilloso recuerdo del momento compartido y también tener ideas sobre qué hacer mejor la próxima vez para volver loco a su pareja.

Con estos consejos, ahora te ha gustado el arte del sexo. A continuación, profundicemos un poco más en la comprensión de esta hermosa forma de arte en el próximo capítulo sobre el Kama Sutra, la biblia de las experiencias sexuales.

Resumen del Capítulo

- Tomarse su tiempo mientras da sexo oral durante los juegos previos hará que su pareja tenga ganas de tener sexo alucinante, así como aumentar su deseo por usted.
- Interpretar personajes o disfrazarse es una manera de adquirir una personalidad que te gustaría explorar más y crear tu propia escena en una obra de teatro.
- Prestar atención a las zonas erógenas de tu pareja les mostrará cuánto les prestas atención a sus gustos y fortalecerá tu vínculo.

En el próximo capítulo aprenderás todo sobre los juegos previos para ayudar a darle vida a tu vida amorosa ¡al comenzar bien el día o la noche!

2

¡POR QUÉ EL KAMA SUTRA SE SIGUE ENSEÑANDO HOY EN DÍA!

Escrito en sánscrito en la India por Vatsyayana, el Kama Sutra se ha enseñado durante siglos, ya que data del año 400 a. C. El significado de kama es "sexo, amor, placer o deseo" y también es el nombre del dios del amor erótico del hinduismo. Sutra simplemente significa "filosofía". Cuando se combina, Kama Sutra significa "Enseñanzas sobre el deseo".

No hay ninguna razón por la cual este texto antiguo deba acumular polvo, ya que todavía se puede aplicar a las relaciones modernas. Proporciona una visión integral sobre cómo mejorar todas las áreas íntimas de su vida y, contrariamente a la creencia popular, no solo incluye las posiciones sexuales. De hecho, le brinda una visión general completa sobre cómo cortejar a una mujer, pepitas de oro de información sobre cómo tener una vida feliz, así como un matrimonio o una sociedad. Como parte de estos capítulos, profundiza sobre cómo lograr la máxima cantidad de placer tanto para usted como para su pareja en una pequeña sección, que es el pegamento para cualquier relación íntima.

Seguir las prácticas dentro del Kama Sutra profundizará su relación, respeto mutuo y sentimientos de amor, además de fortalecer su confianza y los sentimientos generales que tiene por su pareja. Además, puede mejorar tu estado de ánimo, hacerte sentir más seguro dentro y fuera de la habitación, ayudarte a dormir mejor y mejorar tu salud en general. Tener relaciones sexuales positivas con su pareja puede mejorar sus vidas y reducir sus niveles de estrés, al tiempo que crea intimidad en su relación. Sin embargo, cuanto más pueda practicar estos puestos, más apreciará sus beneficios generales.

En el Kama Sutra, hay algunos capítulos dedicados a los juegos previos y las técnicas de sexo oral. Sigamos adelante y entremos en lo bueno, y comencemos bien la noche.

Siempre escuchas acerca de cómo se necesitan los juegos previos para entrar en el estado de ánimo y, sin embargo, la mayoría de las personas se saltan esta parte importante del sexo porque solo quieren saltar a las "cosas buenas". Sin embargo, pasar por el tiempo para seducir lentamente a tu pareja tiene beneficios que quizás no haya considerado. De hecho, los juegos previos hacen que el sexo sea mucho más agradable. No solo extiende la cantidad de tiempo que tiene intimidad con su pareja, sino que le brinda la oportunidad de conocerlos en un nivel mucho más profundo.

Quizás practique regularmente los métodos normales de juegos previos sobre los que lee en revistas y online. Sin embargo, hay una amplia gama de técnicas divertidas que puedes usar en tu pareja que las sorprenderán gratamente. Recuerda también que puedes mezclar y combinar cualquiera de estos consejos previos para mantener a tu pareja adivinando. Los juegos preliminares deben ser una combinación de coqueteos y caricias, que hacen que el deseo de tu pareja continúe creciendo más y más hasta el punto culminante en un orgasmo alucinante.

Asegurarse de dedicar suficiente tiempo a los juegos previos es imprescindible cuando desea hacer las cosas más calientes en el dormitorio, y no se trata solo de la estimulación del clítoris y la penetración.

Es una oportunidad para explorar el cuerpo de su pareja, mientras los conoce sensualmente y su energía. Incluso puedes comenzar los juegos previos cuando estás completamente vestido. ¡Empecemos de una vez!

Los Mejores Tips Para Los Juegos Previos

Una de las primeras cosas que los hombres pueden agregar a su repertorio es prestar más atención a los senos de la mujer. No sorprende que a la mayoría de los hombres les gusten los senos, pero muchas veces no juegan mucho con ellos durante los juegos previos. Una forma de pasar más tiempo con las tetas de tu mujer es con aceites de masaje, prestando especial atención a los pezones. También puede obtener un aceite de masaje que sea comestible para que pueda succionar y lamer los senos. Pregúntele a su pareja qué le gusta haber hecho a sus senos si esto es un amor suyo.

Si se quedan para una noche de cita y ven una película, chicas, coqueteen juguetonamente con su hombre al lubricar su mano y apretar su eje en lugar de pasar sus dedos hacia arriba y hacia abajo. Presta especial atención al frenillo que se encuentra en la base de la cabeza donde se conecta al eje y detente si lo escuchas acercarse al clímax. Luego repita hasta el final de la película, si ambos lo logran.

Una zona erógena poco conocida para los hombres son los lóbulos de las orejas. Estimule esta área rozando ligeramente con la punta de los dedos mientras besa. Si estás siendo más aventurero, comienza a besarte o simplemente lame estas áreas y vuelve loco a tu hombre. A la mayoría de los hombres también les encanta que les laman y chupen las orejas. Diviértete y explora lentamente todas las grietas de estos lóbulos de las orejas, y a él le encantará. Intenta susurrar dulces palabras y hablar sucio entre lamer y soplar ligeramente en sus oídos.

La combinación de sensaciones de calor y frío también es muy activa, junto con cualquier sensación nueva como las plumas. Se puede usar hielo o una bebida fría para enfriar la boca, lo que contrastará maravillosamente con un pene caliente y provocará muchas más sensaciones que normalmente no se experimentan. Diviértete con otras sensaciones, como alimentos que puedes untar con amor a tu pareja y chupar, lamer y comer de sus cuerpos. Algunos excelentes alimentos a considerar son la crema batida, mermelada o jarabe de chocolate.

También hay juguetes sexuales a control remoto. Este podría ser el próximo regalo para tu cena o cita de película con tu amor. Simplemente deslice el juguete en su lugar antes de su cita y dele a su compañero el control remoto. Esto te hará súper sensible a todo lo que hay dentro y fuera de ti. Podrán elegir cómo y cuándo darte placer durante tu cita para que cuando vuelvas a casa (si lo logras) puedas terminar tu noche de cita juntos.

Otro truco para la mujer, cuando se trata de la felación, es tomarse su tiempo en lugar de ir directamente a por el oro. Coquetea juguetonamente lamiendo y chupando sus muslos internos y su estómago. Lentamente trabaje más cerca de su escroto y comience a chupar y masajear. Luego continúe trabajando hasta lamer su eje. Mientras tanto, pase los dedos por su pecho y piernas, creando más sensaciones en todo su cuerpo. Sopla en los lugares que lamiste para darle una sensación de calor/frío. Espere el mayor tiempo posible antes de tentarlo poniendo la punta de su pene en su boca y luego vuelva a lamer y mordisquear. Después de haber rogado y gemir, finalmente entra. Esto le dará un orgasmo alucinante, y quizás ni siquiera eyacule.

Considere la masturbación mutua, para que su

amante pueda ver cómo le gusta que se traten sus zonas erógenas. Esto no necesariamente tiene que ser solo en sus genitales. Muéstreles los otros lugares que son únicos para que sepan lo que le gusta. Si nunca te has masturbado frente a nadie, puede ser un poco desconcertante. Sin embargo, relájate poniendo música sensual y relajante y vistiendo lencería sexy. Si todavía estás un poco reservado/a, puedes recostarte sobre el pecho de tu amante cuando comiences a pasar las manos sobre tu cuerpo y luego comenzar a masturbarte cuando te sientas más cómodo. Para aquellos que son más abiertos, hacer contacto visual mientras te places a ti mismo puede ser la mejor opción. Este nivel de confianza también será un gran estímulo para su pareja y demostrará que se siente cómoda con su sexualidad.

También puede despertar los sentidos introduciendo algunos accesorios, como las vendas de los ojos. Es muy divertido poder tentar a tu amante, ya que están con los ojos vendados usando tantas texturas diferentes que puedas encontrar. Piense en seda, plumas, hielo, látigos o paletas usando diferentes presiones y técnicas. También puede usar juguetes que estén hechos de metal o vidrio y hacerlos calientes o fríos para cambiar las sensaciones. La incorporación de estos diferentes juguetes aumentará los sentidos de su compañero, haciéndolos más sensibles y salvajes después de que retire la venda de los ojos.

Los hombres son criaturas muy visuales, por lo que debes considerar crear un show para que la vean. Compre un atuendo o lencería nueva y sexy, y haga que se sienten y sólo miren, sin tocarlas. Si eres especialmente pervertida (o ellos no escuchan las reglas) átalos a la silla para que se vean obligados a no tocarte sin importar cuánto quieran. Comience por pasar los dedos por todo el cuerpo mientras camina alrededor de la silla con los talones. Jugue-tona y sensualmente, quítate la ropa y colócala sobre su piel, agregando un beso sensual o susurrando algo travieso en su oído. Llévalo al siguiente nivel y sién-tate en su regazo mientras lo mueles hasta el punto de éxtasis.

Los juegos preliminares no necesariamente tienen que ser justo antes de llegar al dormitorio. De hecho, se puede jugar con horas de anticipación. Se trata de construir la anticipación a la unión y al clímax. Así que piense en lo que le gusta a su pareja y en lo que atraerá su atención. Esto podría ser un ligero roce contra la parte baja de la espalda o susurrarles algo sexy al oído. Luego, continúas coqueteando con tu compañero y construyendo tus técnicas para llevarlo al límite.

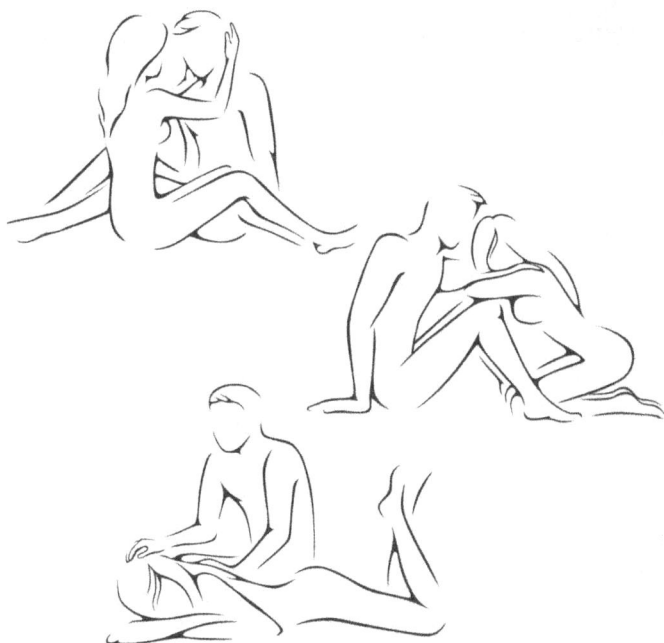

Asegúrate de acariciar mucho a tu pareja durante los juegos previos. Se trata de la presión y las sensaciones que se pueden obtener al pasar los dedos por la piel o el cabello. Muestre cuánto se adoran y tómese su tiempo, ya que los juegos previos nunca deben apresurarse. Estás cortejando a tu amante de manera íntima durante este tiempo, y está hecho para que ambos disfruten de la experiencia.

Pruebe diferentes posiciones para poder acceder a diferentes partes de los cuerpos de los demás. Tómese su tiempo para conocer cada parte del cuerpo de su amante y lo que le gusta haber besado, tocado y frotado con diferentes presiones y movimientos. Comunícate con tu pareja si está disfrutando lo que estás haciendo o lo que puedes hacer para mejorarlo. Pídele que le muestren las partes más sensuales de su cuerpo e incluso cómo les gusta masturbarse para vayas entendiendo cómo le gusta más.

Hay muchos tipos de besos que simplemente no tienen lugar en los labios. De hecho, puede ser una experiencia muy sensual besar a tu amante en lugares de todo su cuerpo. Estos pueden variar desde besos dulces en la frente hasta besos salvajes y apasionados junto con mordiscos en la piel. Algunos de los lugares clave para besar a tu amante están en sus zonas erógenas. Otros grandes lugares incluyen los senos, la garganta, las mejillas, los ojos, la frente, el ombligo, los brazos y los muslos. Disfrute explorando el cuerpo de su amante y escuche mientras su respiración se hace más profunda a medida que se vuelven placenteros.

Un par de consejos sensuales para besar es variar la presión que aplicas, así como besar un labio u otro. También puedes hacerlo juguetón mordisqueando o mordiendo el labio inferior mientras estás en medio de apasionados besos franceses. Varíe la velocidad de sus besos y asegúrese de acariciar y acariciar a su amante mientras se besa para hacerlo más apasionado. Frota tus manos por todo su cuerpo y alterna la posición de tus caras de izquierda a derecha y de frente. También puedes hacer un beso boca abajo mientras estás acostado en la cama. Simplemente ven desde la parte superior de tu amante y chupa y besa en su labio inferior mientras hacen lo mismo con el tuyo.

Cuando se mueven a partes más íntimas del cuerpo, los hombres pueden besar y chupar los senos de una manera sensual. Asegúrese de prestar atención a cuánto usa los dientes, a menos que su pareja disfrute de que le muerdan los pezones. Baje la boca sobre su pezón y deje los labios en su lugar mientras mueve la lengua en diferentes direcciones, variando la velocidad. Aplica presión con la lengua al azar durante este beso. Puedes continuar bajando hasta su ombligo y clítoris de la misma manera.

Haga que los masajes corporales y los masajes sensuales sean parte de su juego previo para relajarse y relajar a su pareja. Como con todas las cosas con juegos previos, tómate tu tiempo y toma nota de cada rincón y grieta de su cuerpo. Use un poco de aceite de masaje cálido o de olor dulce para ayudar a que sus manos se deslicen más suavemente, haciendo la experiencia más sensual. Agregue un toque especial y queme algunas velas aromáticas para continuar poniéndolos de humor.

Cabe señalar que muchas mujeres no pueden tener un orgasmo sólo por penetración, ya que lleva más tiempo para que sus cuerpos lleguen al punto culminante. Esta es la razón por la cual los juegos previos son fundamentalmente importantes para ayudar a tu mujer a sentirse más amada, así como para prepararla para ser penetrada. La combinación de juegos previos junto con el sexo oral asegurará que ambos estén excitados y más conectados.

Consejos Para Un Sexo Oral Alucinante

Al igual que puede probar diferentes posiciones durante el sexo penetrativo, sea creativo con sus posiciones durante el sexo oral. Esto podría incluir montándolo y tocando la pierna mientras lames juguetonamente la parte interna del muslo o el escroto. Quizás decidas después de un rato sentarte en su cara. Haz lo que fluya en el momento.

¡Sé espontánea! No hay nada como alegrar el día de tu pareja sorprendiéndolos cuando se despiertan por la mañana o en la mesa del desayuno. Cuando descubres que tu vida sexual se está volviendo un poco aburrida y predecible, esta es una forma brillante de avivarla.

A veces, tus manos se cansan después de trabajar todo el día o no puedes obtener el mismo movimiento que tu amante. En este caso, está perfectamente bien introducir algunos juguetes sexuales en la escena. Vaya de compras con su pareja si nunca ha tenido juguetes. Explore juntos para encontrar juguetes que ambos puedan disfrutar. Esto no solo te acercará a ti y a tu pareja, sino que también tendrás una buena idea de lo que les gusta para que puedas sorprenderlos con un juguete nuevo más adelante.

El uso de la respiración está muy subestimado, ya que realmente puede estimular las terminaciones nerviosas, especialmente cuando se realiza en áreas sensibles. Antes de sumergirse en su estimulación oral, respire y sople suavemente sobre los genitales de su pareja. No solo les dará una agradable sorpresa, sino que pueden rogarles por más.

Sorprende a tu hombre jugando con su perineo, que se encuentra entre el ano y el escroto. Esta es un área altamente sensible que también tiene muchas terminaciones nerviosas. Masajear suavemente esta área junto con el escroto durante la felación ciertamente no va a generar una queja. Si ha hablado con su chico con anticipación, incluso puede meter un dedo bien lubricado en su ano y presionar suavemente. Obtendrán el mayor placer cuando presione la abertura y la pared hacia su pene. La mayoría de las terminaciones nerviosas se encuentran en el borde de apertura, por lo que no es necesario bucear demasiado profundo.

Otra técnica sexy es hacer contacto visual cuando estás haciendo sexo oral y sonríes. Le muestra a su pareja cuánto le gusta poder complacerlo de esta manera y que no le interesa de ninguna manera. Sé vocal y sigue la corriente del momento.

Para los hombres, no tengan miedo de extender los labios, ya que esto es necesario para acceder al clítoris en todos los ángulos. Señoras, si encuentran que su chico se está perdiendo allí, échenle una mano y muéstrele cómo hacerlo usted mismo.

Siempre mezcla tu rutina. Sí, probablemente sepa qué impulsa a su amante a trepar por las paredes, pero esto debería ser un placer que ambos deberían disfrutar. Continúe explorando otras técnicas, ángulos, velocidades y presiones para ver si hay algo más que les encante. Además, los mantendrá adivinando lo que sucederá a continuación, lo que hace que su sensibilidad se dispare.

Si a tu chico le gusta que le estimulen todo el pene, esto no significa automáticamente que debas comenzar a aprender a hacer garganta profunda. Si no se siente cómoda con esa idea, siempre puede incorporar sus manos como una extensión de su boca. De hecho, podrás darle diferentes sensaciones ya sea que estés acariciando o agarrando su pene. Simplemente coloque una mano en la base de su pene y concéntrese en rodar su lengua y boca sobre la punta. También puede usar la otra mano para masajear su perineo o escroto. Y recuerde, su objetivo final no es necesariamente llevarlo al orgasmo, ya que este es el precursor del evento principal.

También recuerde hablar con su pareja durante las

relaciones sexuales. Está perfectamente bien hacerles saber si hay algo que ames absolutamente. Mantenga la comunicación fluida y sea vocal. Esto profundizará su comprensión mutua, así como su intimidad.

Algunos hombres están confundidos cuando se trata de realizar cunnilingus, ya que hay diferentes tamaños de labios y vaginas, por lo que no hay forma de libro de texto para hacerlo. Sin embargo, esta es su oportunidad de conocer esta dulce zona erógena de su pareja, ya que ambos disfrutarán los efectos que le produce. Cuando ella está tirando de tu cabello cuando está a punto de llegar al orgasmo, seguramente te sentirás más seguro de lamer su clítoris.

No debes comenzar de inmediato estimulando su clítoris con tu lengua. Es un proceso gradual en el que vas a frotar suavemente su clítoris mientras besas y acaricias su cuerpo. Luego, cuando esté lista, bésala con amor sobre sus bragas, haciéndole rogar que la lames. Esto aumentará su deseo por ti y hará que el acto del sexo oral sea mucho más ardiente. El sexo oral puede ser algo confuso para los principiantes, pero si te tomas tu tiempo para conocer los diferentes pliegues y aletas de los labios, pronto descubrirás qué funciona.

Mientras busca el clítoris, lame sus labios con movimientos largos mientras navega hacia los labios internos. Luego, retíralos suavemente con los dedos para encontrar el clítoris. Mueve la lengua con movimientos largos y cortos mientras chupas de forma intermitente. Presta atención a cómo tu amante está reaccionando a tus movimientos y repite los que la hacen levantar las caderas de la cama o tirar de tu cabello. También puede lamer la abertura de la vagina y aprovechar la oportunidad para lamer el ano si lo desea. Asegúrese de no aplicar demasiada presión, a menos que haya hablado sobre esto con anticipación, ya que a la mayoría de las mujeres les resulta incómodo.

Para las mujeres, no se olviden del hombre a este respecto, porque también disfrutan mucho de la felación. Al igual que lo han hecho con usted, tómese su tiempo y conozca realmente las diferentes crestas de su pene. Frota tus labios por el eje y no seas tímida al lamer sus testículos. A muchos hombres les encanta la sensación de lamer y chupar sus bolas, pero al igual que el clítoris, no debes aplicar demasiada presión y no mordisquear a menos que se te indique.

No se preocupe si no puede poner la longitud de su

pene en su boca. Como se mencionó anteriormente, puede usar su mano como una extensión y puede variar la profundidad con la que inserta el pene en su boca. Gire la lengua alrededor del eje y la cabeza del pene en diferentes direcciones como si estuviera lamiendo un cono de helado que gotea. Las partes más sensibles estarán debajo de la cabeza y en la base cerca de los testículos. A algunos hombres también les gusta el juego perineal y anal con los dedos, o un juguete durante la felación, solo asegúrate de que esté bien lubricado de antemano.

Hay muchas posiciones sexuales orales. Aquí hay algunos ejemplos para que tus jugos creativos fluyan.

Posición #1 – Felación Clásica

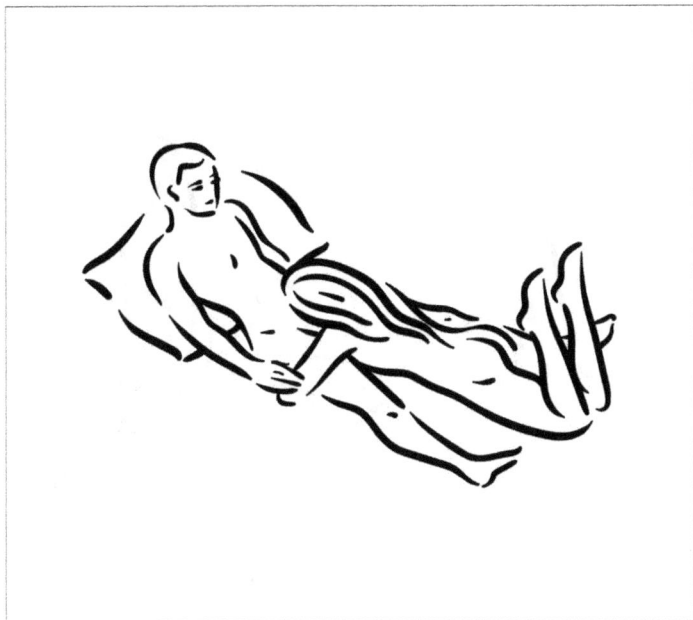

Con esta posición, es fácil encontrar formas de que sea cómodo para ambos. Otra forma de posicionarse es de rodillas junto a él en la cama o mientras él está de pie y usted está de rodillas frente a él. También puede estar sentado en una silla. Asegúrese de colocar una almohada debajo de las rodillas para sentirse más cómodo. Si está sentada junto a él, es la oportunidad perfecta para que él tome sus senos o estimule su clítoris.

Posición #2 – Todos Saluden A La Reina

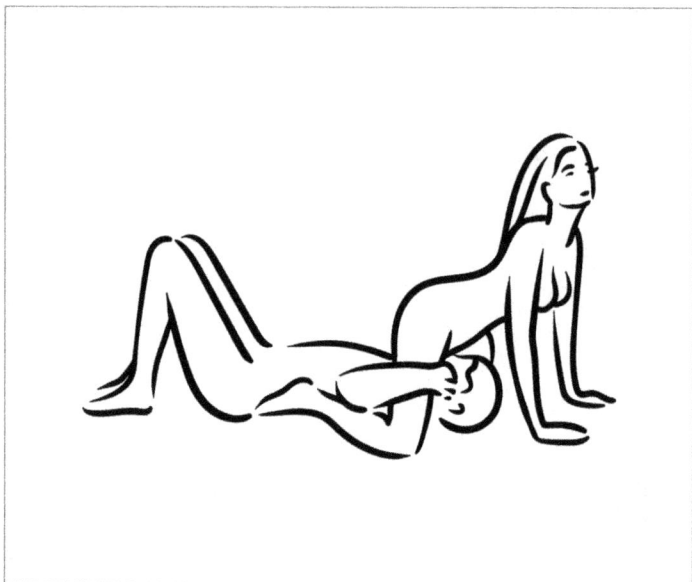

Esta posición se hace en la cama con el hombre acostado. Luego, la mujer se colocará a horcajadas sobre la cara del hombre separando las piernas, alejándose de él. Esto le da al hombre acceso completo al clítoris y la abertura vaginal para darle a la mujer una variedad de sensaciones placenteras. También es libre de levantar o bajar las caderas para cambiar la presión de la lengua.

Posición #3 – El Buffet

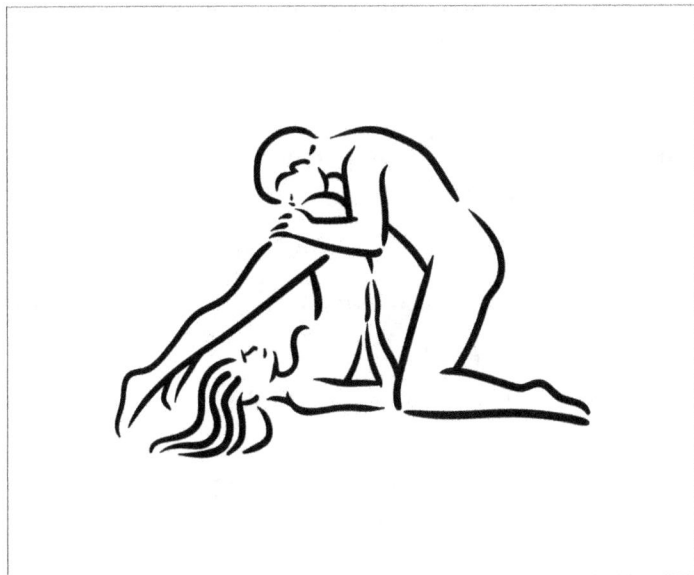

Esta es una posición más aventurera para el sexo oral donde el hombre tendrá acceso completo al clítoris, la abertura vaginal y el ano. Para ponerse en esta posición, la mujer necesita comenzar recostándose sobre su espalda y luego levantando sus piernas sobre su cabeza, usando sus brazos para sostener su espalda. Sus codos deben estar rectos en la cama y anclados contra las rodillas del hombre. El hombre se arrodillará detrás de ella y bloqueará sus rodillas en sus codos, mientras sostiene sus muslos y nalgas, ayudándole a apoyarla. Luego, la mujer puede bajar y levantarse por la posición de sus manos en su espalda para ayudar a dictar dónde quiere que su amante lama y chupe.

Para el hombre, una forma de aumentar la presión al realizar esta posición es usar la lengua y luego el nudillo del dedo. Con la combinación de suave y duro, creará una energía elevada de la mujer. Para la mujer, un movimiento aún más avanzado es masturbarle el pene si está realizando cunnilingus.

Posición #4 – La Montura Cruzada

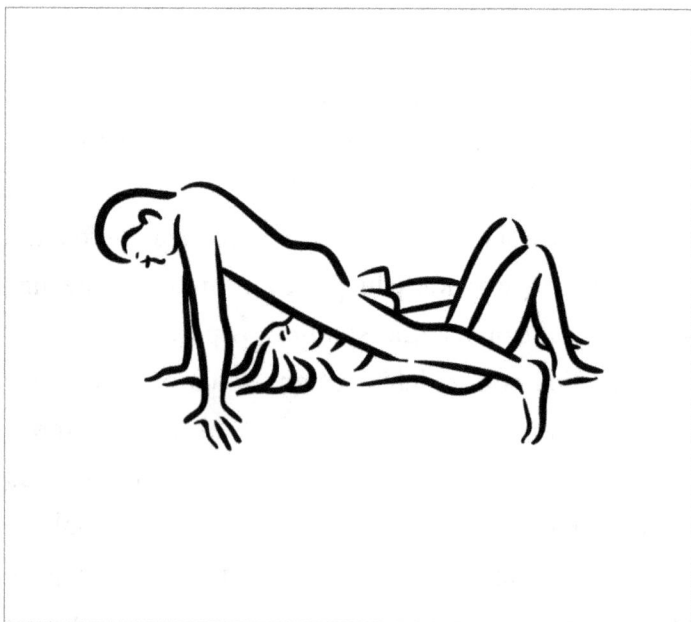

Este tipo de felación es mucho más intenso para ambos sexos y debe ser realizado por mujeres que se sientan cómodas con la garganta profunda. Sin embargo, también puede controlar la profundidad usando una o ambas manos para estimular el eje del pene cada vez que empuja. Juega con el escroto y el perineo para volverlo loco en esta posición.

La mujer se acostará en la cama mientras el hombre se sienta a horcajadas sobre su rostro. También puede descansar las rodillas en la cama para amortiguar el impacto. Luego comenzaría a penetrar su boca de una manera contundente. Esta es una buena oportunidad para que la mujer masajee sus testículos y/o juegue con su perineo y ano. Hombres, asegúrese de prestar atención si se adentra demasiado en la comodidad de su mujer.

Posición #5 – El Hombre Araña

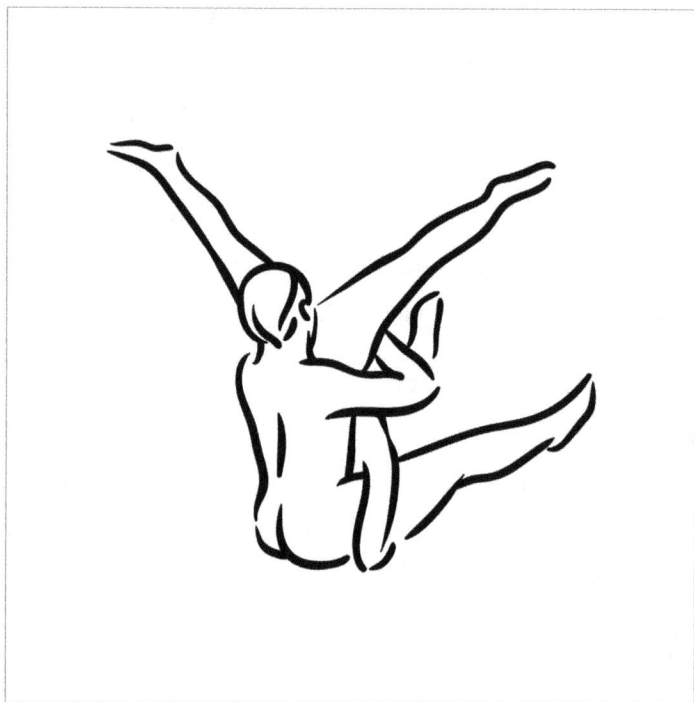

Esta técnica avanzada es más aventurera y se puede hacer de dos maneras diferentes. La primera es donde el hombre se sienta en la cama o en el borde de una silla y luego levanta a la mujer encima de él para que sus torsos se toquen. La otra técnica es que la mujer se acueste en la cama para que su cabeza esté fuera del colchón. Entonces el hombre colocará sus piernas a cada lado de su cabeza y luego se doblará. Dada la posición, esto también te da la oportunidad de jugar perineal o anal.

Resumen del Capítulo

- Los juegos previos son una parte fundamental de hacer el amor que les permite a ambos entrar en el estado de ánimo y desarrollarse mutuamente hasta llegar al clímax.
- Puede hacer que su pareja se sienta amada, así como encenderlos dándole roces de los dedos en la mejilla o un beso romántico sorpresa en medio del día.
- El sexo oral es una parte muy importante del juego previo que ayuda a la mujer a alcanzar el clímax u orgasmo antes de la penetración.

En el próximo capítulo aprenderá acerca de cómo el Tantra puede usarse para darle vida no solo a su vida sexual, sino también para llevar su relación al siguiente nivel.

3

CÓMO EL TANTRA PUEDE MEJORAR TU VIDA SEXUAL

El tantra puede ser una forma de arte incomprendida porque las personas sienten que es solo de naturaleza sexual. Sin embargo, abarca todo en el cuerpo, desde los aspectos sexuales, mentales, físicos y espirituales de uno mismo. Es una práctica que está en la misma línea que la meditación y el yoga, donde te enfocas en respirar y tomarte tu tiempo para conectarte contigo mismo y con tu pareja. Por supuesto, puede convertirse en horas de sexo ardiente y ardiente, pero también sentirás una conexión más profunda con tu pareja y con otras personas con las que entras en contacto.

Tanta se remonta a 5.000 años, donde el sexo se consideraba una práctica espiritual para obtener la iluminación. El objetivo no es tener tantos orgasmos como sea posible, sino trascender lo físico en conciencia espiritual. En el hinduismo, el punto más alto de la iluminación es la unión sexual entre la energía masculina, Shiva, y la energía femenina, Shakti. Cuando se produce esta unión, eres uno con el universo que te rodea y puedes experimentar hermosas emociones de dicha, dejar ir, crecer y profundizar tu relación contigo mismo y con tu pareja.

El objetivo de las prácticas tántricas es explorar tu personalidad y la de tu pareja. Se centra en el placer, la atención plena y la autoexploración. Muchas de sus técnicas implican aspectos de la meditación en los que eres más consciente de lo que ocurre dentro y fuera del cuerpo. El factor de conciencia involucrado con el sexo tántrico se puede utilizar en todos los aspectos de su vida, como bailar, respirar, beber y comer. Todas estas actividades se pueden realizar con una conciencia más profunda, acercándonos a nosotros mismos y a los demás.

Cuando participa en prácticas sexuales tántricas, está cultivando el fuego de sus deseos, pasión y energía sexual para alinearse con su espíritu y corazón. Cuando se produce este equilibrio, el sexo se transforma en una experiencia profundamente bella, trascendente, fortalecedora y curativa. Este tipo de hacer el amor ayudará a que la devoción entre usted y su pareja se vuelva extremadamente poderosa a medida que continúen alineándose y conectándose entre sí. Cuando puedas experimentar esta profunda intimidad, ambos comenzarán a desbordarse de amor y a involucrarte en tu ser superior. También se basa en la intuición y la autoconciencia en su vida diaria, y puede enviarlo a reinos energéticos más allá de lo que podría haber creído posible.

Beneficios de las Prácticas Tántricas

Con las prácticas tántricas, el enfoque no se centra tanto en el rendimiento, sino en conectarse a un nivel más profundo, mientras le brinda a su pareja el mayor placer que puede ofrecer. Para aprovechar al máximo estos ejercicios, acérquese a ellos con un sentido de autodescubrimiento y curiosidad.

El tantra es especialmente útil para que las mujeres puedan alcanzar el punto del orgasmo, ya que puede tomar más tiempo excitarse, lo que hace que Tantra esté más alineado con sus respuestas sexuales. Para los hombres, tomarse su tiempo para hacer el amor puede ser una idea más desafiante, pero una vez que se den cuenta de los beneficios que se pueden experimentar, estarán totalmente de acuerdo.

Se pueden encontrar más beneficios al incorporar prácticas tántricas en su relación sexual, además de crear una conexión más profunda con su amante. De hecho, es fantástico para aquellos que tienen ansiedad por el orgasmo demasiado rápido, o para aquellos que no pueden alcanzar el orgasmo en absoluto. Cuando puedan tomarse el tiempo para adorar y servir a su pareja y brindar el mayor placer posible en cualquier posición, ambos cosecharán los beneficios que Tantra tiene para ofrecer.

Debido a que el Tantra es una forma más lenta de placer, elimina la presión para funcionar bien, lo que puede ayudar a los hombres que tienen problemas con la eyaculación precoz. También ayuda a las mujeres a desarrollar el deseo de su pareja y a relajarse, ayudándolas a alcanzar orgasmos más fácilmente. Aunque el orgasmo no es el objetivo final del Tantra, las experiencias trascendentales que puede proporcionar a menudo conducen a orgasmos más satisfactorios y espirituales. Además, puedes experimentar este tipo de orgasmos sin eyacular.

Realizar técnicas tántricas también te ayudará a profundizar en ti mismo. Muchas personas sienten vergüenza cuando se trata de su cuerpo y su sexualidad, lo que puede hacer que la persona sea cerrada y reservada. Sin embargo, el Tantra ayuda a un individuo a crecer y expandirse mientras se libera de la vergüenza y las barreras sexuales que los han inhibido en el pasado. También ayuda a aquellos que han experimentado un trauma sexual a abandonar esas emociones para que puedan disfrutar plenamente de la experiencia sexual de una manera positiva.

Cuando practicas el Tantra durante un período de tiempo, vas a profundizar tu relación con tu ser divino. Esta es la fuente de la energía que está dentro de ti. A medida que conozca y comprenda esta energía a nivel personal, tendrá el deseo de continuar trabajando con ella para fortalecerla y establecer un vínculo más profundo. A su vez, esto permite que la energía fluya a través de su cuerpo incluso cuando no está haciendo ejercicios tántricos.

Trabajar en tus niveles de conciencia te hará estar más en sintonía con tu entorno exterior, así como con otras personas. Vas a comenzar a ser capaz de captar intuitivamente la energía sutil que las personas exudan inconscientemente. Esto lo ayudará a estar más atento a las necesidades de otras personas, así como a las suyas.

Mientras continúa trabajando con los ejercicios tántricos, primero individualmente y luego con su pareja, descubrirá el camino para lograr orgasmos múltiples o diferentes tipos para incluir todo el cuerpo, orgasmos energéticos con y sin penetración. Vas a tener un pleno entendimiento, aprecio y respeto por la fuerza vital que fluye a través de ti mientras más trabajes con esta energía.

Con el tiempo, podrá dedicarse a hacer el amor con su pareja dentro y fuera de la habitación. Creará una conexión cardíaca que profundizará automáticamente todos los aspectos de su relación desde la compasión, la comunicación, la comprensión y el amor. Esto también dará como resultado una relación más íntima y profunda que construirá las bases para una asociación duradera y amorosa.

Descubrirá que se siente más cómodo con su pareja, y podrá comunicarse más sobre cosas íntimas o incluso vergonzosas. Te sentirás más relajado cuando hables sobre temas delicados, porque sabes que tu pareja no te va a juzgar o menospreciar por cómo te sientes. Ser capaz de discutir problemas y sentimientos a nivel del corazón también lo ayudará a construir una relación duradera.

Técnicas de Preparación Para El Tantra

La clave del Tantra está en controlar su respiración. Con él, podrás estar presente en un espacio y su mente estar libre de pensamientos mundanos. Para aprovechar al máximo el Tantra, necesitará conectarse con su energía espiritual. De hecho, puedes usar tu respiración para mover la energía orgásmica por todo tu cuerpo y no solo en tus genitales. Cuando pueda sentir con éxito esta sensación de hormigueo en todo su cuerpo, creará automáticamente una conexión profunda e íntima con su pareja en la que podrá nadar.

Puede ser sorprendente saber que, aunque puede tener una larga y ardiente sesión de amor con su amante, el objetivo final de Tantra no es el orgasmo final. Además, se trata de sentir cómo reacciona su cuerpo a diferentes niveles de excitación entre usted y su pareja y las sensaciones que se sienten. Descubrirá que cuanto más pueda concentrarse, respirar y permanecer en el momento, más experimentará otras sacudidas de energía similares, si no más intensas, que un orgasmo. En otras palabras, la experiencia tántrica es más profunda que simplemente trabajar hacia el orgasmo.

Además de eso, la excelente noticia sobre el Tantra es que no necesita ser un maestro del yoga o un dios del sexo para comenzar a practicarlo. En realidad, es una manera maravillosa para que los principiantes comiencen a conectarse con la verdadera naturaleza de la energía sexual dentro de sus cuerpos y aprendan a respetarla por todo lo que puede ofrecer en todos los niveles.

Al comenzar a implementar las prácticas tántricas, es importante crear un espacio que sea sagrado y acogedor. Esto se puede hacer estimulando todos los sentidos con chocolates, frutas frescas, velas aromáticas, aceites de aromaterapia y flores. Quieres desconectarte del mundo exterior. Apague todos los dispositivos electrónicos para que pueda profundizar en las sensaciones. Asegúrese de que el espacio esté limpio de desorden y desorganización. Idealmente, también debe abstenerse del alcohol u otros estimulantes para poder estar completamente presente y consciente.

Obtenga su mentalidad en un estado más profundo al crear una intención para la sesión íntima, como estar abierto a lo que puede experimentar, y al anunciar que desea mostrar amor y respeto a su cuerpo. La base de estas prácticas es ponerlo en contacto con todo su ser y alma, y poder compartir esta experiencia con su pareja.

Siéntese en su espacio tranquilo y concéntrate en tu respiración. Tome varias respiraciones profundas por la nariz y exhale por la boca, haciéndolas largas y constantes. Imagine la respiración entrando y saliendo de su cuerpo mientras inhala la buena energía y exhala cualquier estrés, frustración o agitación en ese momento de su vida. Estar concentrado en cada respiración te ayuda a ser más consciente y consciente y ayuda a la energía dentro de tu cuerpo.

Piense en Tantra como una sesión de juegos previos extendida, ya que desea tomarse su tiempo para explorar los sentimientos y sensaciones dentro de su cuerpo. Todas tus emociones se ponen en cámara lenta a medida que profundizas en tu conexión con tu pareja. Si está acostumbrado a tener sexo a los golpes, aproveche la oportunidad para probarlo de la manera opuesta, como si estuviera viendo una película cuadro por cuadro. Asegúrese de seguir prestando atención a su respiración y mantenerla controlada. Esto ayudará a intensificar las sensaciones que se sienten dentro del cuerpo.

Conózcase A Si Mismo

Retrasar los orgasmos es una forma de llevar el Tantra al máximo nivel, pero requiere práctica. Cuando puede lograr este retraso en el orgasmo, puede multiplicar el placer que experimenta. Mantenerse en un estado de excitación, así como la conciencia de lo que está ocurriendo en su cuerpo, sin duda lo ayudará a alcanzar orgasmos energéticos sin eyacular. La forma de lograr este ejercicio es desarrollarse hasta el punto culminante, enfocándose en su respiración, manteniéndola rítmica y lenta. Esto se conoce como bordes. Cuanto más trabajes en esto, más tiempo podrás pasar sin tener orgasmos, pero al principio no durarás mucho. Se necesita fuerza de voluntad para llevarte al límite y no recibir el resultado, pero vale la pena una vez que lo pruebes.

Puedes practicar esto por tu cuenta a través de técnicas de masturbación, que están hechas para que te conectes contigo mismo a nivel físico y energético. Es mejor para usted y su pareja hacer este ejercicio por separado para que puedan aumentar la experiencia cuando estén juntos. Los beneficios adicionales de la masturbación es que mejorará su experiencia sexual general, aumentará su autoestima y reducirá los niveles de estrés.

Cuando comience el ejercicio de masturbación Tántrica, debe estar en una mentalidad de exploración. Esta es una oportunidad para comprender verdaderamente su historia sexual, así como aceptarse a sí mismo sin juicio. Esas son las reglas básicas, y el resto es lo que te hace sentir más cómodo. Puedes fantasear y utilizar la visualización si te va a ayudar a mantenerte en el momento de lo que sucede en tu cuerpo. Tendrá que experimentar para encontrar lo que funciona mejor para usted. Al igual que con las prácticas Tántricas en las que te involucrarás con tu pareja, el punto no es sólo el orgasmo, sino el viaje en el camino y las diferentes sensaciones que ocurren.

Para crear el ambiente para su experiencia de masturbación, cree un ambiente relajante, cómodo y seguro. Establezca una experiencia sensual de los sentidos, como velas aromáticas o incienso. Lo que elija, debe ser su preferencia personal para activar sus sentidos mientras se concentra en las sensaciones dentro de su cuerpo. Comience moviendo sus manos lentamente sobre su cuerpo. Concéntrese en su respiración y las sensaciones que ocurren cuando se toca toda la piel.

Cuando te sientas conectado contigo mismo, comienza a masturbarte lentamente y explora todas las áreas de tu zona erógena. El uso de imágenes puede funcionar para ponerlos de humor, pero lo importante es que lo disfrutes sin censurarte ni juzgarte a ti mismo. No te masturbes como has visto en las pornos, ya que cada persona es diferente. El objetivo de este ejercicio es conocer qué te hace feliz.

No hay nada de malo en usar juguetes en general, pero es mejor mantenerlos fuera de la mesa cuando comience a practicar este ejercicio. De esta manera, puedes encontrar placer sin usarlos, de modo que cuando los incorpores a tus sesiones de hacer el amor, serán mucho más poderosos y te llenarán de más energía. El propósito de este ejercicio es encontrar la línea de base en lo que lo entusiasma para que pueda desarrollarlo mientras continúa practicando la respiración Tántrica, la atención plena y el posicionamiento. De esta manera, puedes lograr energías más poderosas y alucinantes.

No necesita masturbarse únicamente el clítoris durante este ejercicio. De hecho, explorar su perineo, vagina y ano también es aceptable. Simplemente siga la corriente y escuche a su cuerpo sobre lo que necesita. La penetración también se puede usar en la masturbación Tántrica una vez que domine cómo obtener el mayor placer sin ella.

Cuando pueda practicar esta técnica de masturbación, obtendrá los beneficios de comprender sus propias necesidades sexuales, profundizar su relación consigo mismo y aumentar su conciencia general del cuerpo. Cuando pueda controlar la energía dentro de usted, comience a incorporar a su compañero en las prácticas a medida que etiqueta al equipo para llegar al borde del orgasmo. Luego, cuando esté listo para tener su gran final de un orgasmo mutuo, comience a estimularse mutuamente para que pueda experimentar el orgasmo alucinante, fuera del cuerpo y disfrutar de todo ese placer al mismo tiempo que ha estado construyendo.

Prácticas Tántricas En Pareja Para Principiantes

Algunos ejercicios tántricos que puede compartir con su pareja son la mirada fija en los ojos, la conexión de la mano en el corazón, la respiración sincronizada con los ejercicios de Kegel y los besos tántricos. Cuando realice estos métodos, asegúrese de darse el tiempo suficiente para no ser interrumpido o perturbado, ya que interrumpirá el flujo de energía en el momento.

Mirada Fija

La mirada fija es una técnica en la que puedes ver el alma de tu pareja. Puede ponerlos en un tipo de trance que los tiene mirándose intensamente mientras el resto del mundo desvanece. Todo lo que existe es usted y su pareja. Durante este ejercicio, le revela a su pareja quién eres a nivel del alma, y no hay ningún lugar donde esconderse. Cuando puede rendirse y poner todo lo que es sobre la mesa, es una forma de profundizar la confianza y la seguridad dentro de su relación.

Para comenzar esta práctica, debes sentarte derecho frente a tu pareja, ya sea en una silla o en una almohada. Pueden tomarse de las manos durante este ejercicio si lo desean mientras se miran a los ojos profundamente y con atención. A veces es útil mirar el ojo izquierdo si no puede mirar cómodamente ambos ojos, ya que no quiere que sus ojos se muevan. Esta es una mirada fija en la que te vas a comunicar a tu pareja sin hablar.

Una vez que se sienta cómodo en esta posición, respiren profundamente juntos. Luego sienta la energía dentro de su chakra del corazón, ubicado en su pecho, y sienta la intensidad de esta energía a medida que continúa creciendo con cada respiración. Permita que esta energía se exprese a través de sus ojos mientras le muestra a su pareja cuánto amor hay en su corazón por ellos. Su pareja podrá ver la fuerza vital que está dentro de usted a través de la animación en sus ojos. Este es un ejercicio especial que puede compartirse por cualquier período de tiempo que se sienta natural, pero para comenzar, intente dos minutos.

Durante el ejercicio, debe tener en cuenta qué sensaciones y emociones se sienten dentro de usted y la transferencia de energía de su pareja, permitiendo que estos sentimientos lo acerquen más. Puedes parpadear, ya que no es un concurso de miradas para ver quién se retira primero. Simplemente parpadee con un movimiento fluido mientras continúa mirando a su pareja.

Mano En Los Corazones

Luego, puede continuar con este ejercicio, que consiste en levantar las manos hacia su propio corazón y concentrarse en su respiración para empujar toda su energía al chakra del corazón. Cuando sienta que la energía se intensifica, coloque la palma de la mano derecha sobre el chakra del corazón de su pareja, dejando la mano izquierda sobre el chakra del corazón, mientras su pareja hace lo mismo. Respira de forma sincronizada en respiraciones profundas y lentas.

Al respirar, siente cómo se acumula el amor dentro

de tu corazón. Al exhalar, transfiera esa energía a su compañero a través de su brazo hacia su palma derecha. Esto creará un circuito de transferencia de energía entre usted y su pareja, lo que puede provocar que se sientan cantidades masivas de energía. Muchas personas experimentarán dicha y energía orgásmica como sin que se toquen los genitales. Para principiantes, intente esto durante 10 respiraciones y continúe desarrollándolo cada vez que practique para profundizar la experiencia.

Respiración Sincronizada

Continúe los ejercicios tántricos haciendo que la mujer se siente encima del hombre con las piernas cruzadas. Una vez que se sienten cómodos, ambos cierran los ojos y utilizan la visualización para ver cómo su respiración entra y sale de su cuerpo. Comience un movimiento de balanceo moviéndose uno hacia el otro mientras ambos inhalan y luego se balancean hacia atrás mientras exhalan. Balancee hacia adelante y hacia atrás cinco veces y luego ambos comienzan a apretar el piso pélvico o los músculos de Kegel, mientras se balancean hacia adelante en la inhalación. Mientras exhalas, relaja estos músculos.

Mientras aprieta, imagine que la energía se mueve

hacia arriba desde los músculos de Kegel a través del resto de su cuerpo. Una vez que esta energía llene su cuerpo, imagínelo yendo por encima de su cabeza y hacia la de su pareja, creando un círculo de energía que fluye entre usted, que continuará aumentando durante más tiempo que continúe el ejercicio. Continúe apretando los músculos de Kegel durante diez respiraciones y luego abra los ojos nuevamente.

Realice la técnica de mirada fija y continúe balanceándose con fluidez de un lado a otro. Este es un tipo de mirada más íntima e intensa a medida que sus cuerpos y energías están más conectados. Continúa presente y consciente de las emociones y sensaciones que brotan en tu cuerpo y en el de tu pareja. Es probable que experimente sensaciones de orgasmo con este simple ejercicio simplemente contrayendo los músculos kegel y nadando en la energía que siente de usted y su pareja.

Besos Tántricos

A medida que continúas balanceándote hacia adelante y hacia atrás, siente la cantidad total de energía que se transfiere entre ustedes mientras continúas respirando en sincronía. Luego, abrace y bese con lenta pasión mientras continúan respirando juntos. Tómese su tiempo para explorar los labios, la lengua y el interior de la boca del otro. Muéstrese con amor lo mucho que se preocupa por el otro y mueva lentamente las manos alrededor de su cuerpo para intensificar el beso.

Besarse de esta manera te hará sentir tan conectado como cuando haces el amor, aunque no haya penetración. Este es un ejercicio de profundización que fortalece su conocimiento de la energía de su pareja y cómo se sienten acerca de usted. También te ayuda a sentirte más cómodo dándote todo sin temor al juicio y solo en un espacio de amor íntimo.

Posición #1 – Posición Yab Yum

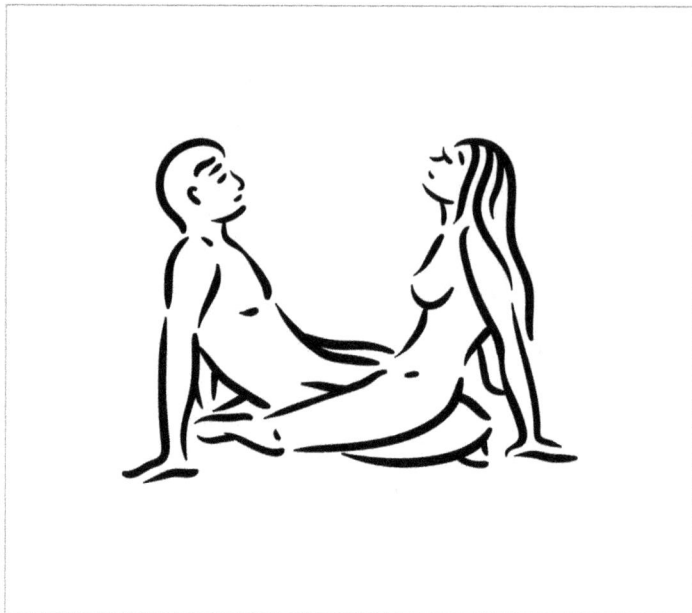

Esta es la pose de sexo Tántrico más clásica y conocida, que es una representación de Shiva y Shakti. El hombre se va a sentar sobre una almohada con las piernas cruzadas, sentado derecho. Luego, la mujer envolverá sus piernas alrededor de su pareja, mientras mantiene las nalgas en la cama o se sienta en el regazo de su pareja. Desea encontrar una posición cómoda que funcione para usted personalmente, siempre que pueda estar cerca.

El hombre necesita envolver sus brazos alrededor de la cintura de la mujer, mientras la mujer coloca sus manos sobre los hombros de su compañero.

Coloque sus cabezas juntas tocando frente a frente o mejilla a mejilla. Esto permite que los chakras de ambos cuerpos se alineen y ayudará a que la energía se acumule más fácilmente a medida que se mueve a lo largo de la columna vertebral.

Una vez que descubra que se siente cómodo y alineado, tome algunas respiraciones sincronizadas. Luego comenzarán a moverse lentamente en círculos giratorios, arqueándose y jugando con la energía para activarla entre los dos. Puedes hacer lo que sea cómodo para ti, siempre y cuando estos movimientos sean lo suficientemente lentos como para seguir sintiendo que la energía del otro comienza a fusionarse.

El hombre será el dador en esta posición a medida que transfieran su energía hacia arriba a la mujer. La mujer será entonces la receptora de esta energía y podrá sentir este regalo en todo su cuerpo. Usando las mismas técnicas de visualización del ejercicio de respiración sincronizada, puede transferir esta energía de regreso a su pareja dejando que la energía fluya por la parte superior de su cabeza y regrese a la cabeza de su pareja.

Continúa concentrándote en la respiración y siente la energía sexual y el placer en todo tu cuerpo.

Debería sentirse como si cada célula de su cuerpo estuviera iluminada con fuerza vital. Puede comenzar a desarrollar los movimientos si lo desea, pero encontrará que cuanto más tiempo pueda fusionarse en movimientos leves, más intensa será la energía que ambos experimentarán.

Nuevamente, el Tantra se trata de tomarse su tiempo, y esta posición no es una excepción. A medida que continúe moviéndose, mantenga el flujo de energía desde los genitales hasta el tercer ojo, ubicado entre las cejas, y hacia arriba hasta el chakra de la corona en la parte superior de la cabeza. Este flujo de energía comenzará a convertirse en felicidad orgásmica sin siquiera tener un orgasmo tradicional.

Esta es una posición muy versátil que puede realizar de cualquier manera que encuentre la más poderosa. Incluso puede hacerlo completamente vestido y decidir la cantidad de penetración, ya que no lo necesita para poder tener un orgasmo de cuerpo completo.

Posición #2 – Baile Celestial

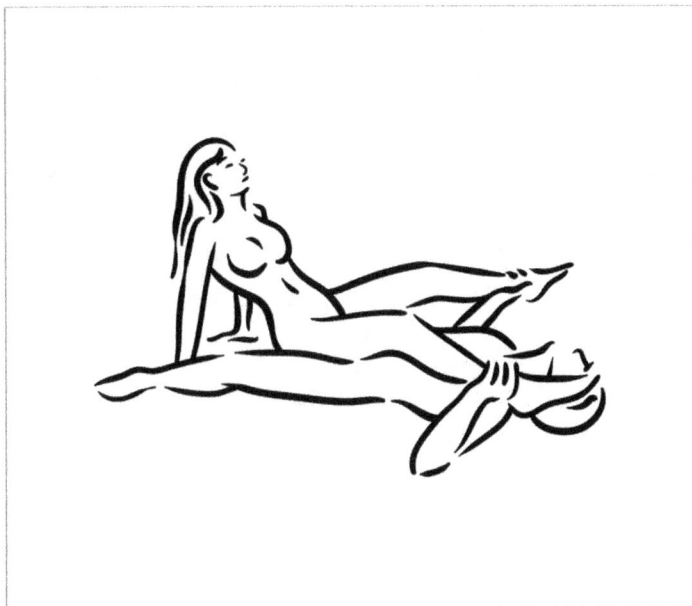

Esta es una posición que los budistas practicarían religiosamente para obtener la iluminación. Puede combinar su conciencia y su iluminación con su pareja en esta posición debido a la forma en que sus cuerpos están conectados. Esta es una manera para que la mujer pueda dejar de lado sus impulsos sensuales, además de permitirle mantener el control con el hombre como fuente de su alegría.

Comience esta posición con el hombre acostado en la cama y la mujer sentada a horcajadas sobre su cuerpo mientras ella se acuesta sobre su pene. Luego tomará sus piernas y las extenderá hacia afuera con el hombre sosteniendo sus tobillos para sostenerse. La mujer es libre de recostarse para que el hombre pueda ver su vagina y todo su cuerpo.

La mujer tiene control total sobre la posición y los movimientos que realiza, ya que el hombre está allí simplemente para darle placer de la manera que le parezca a ella más conveniente. Ella puede inclinarse hacia adelante para susurrar en los oídos de su pareja o para darle un beso apasionado, así como frotar y moverse hacia arriba y hacia abajo en el pene a cualquier ritmo o forma hasta que llegue al punto del orgasmo y luego se detenga. Esta es una forma clásica de controlar los orgasmos en el cuerpo y permitirle continuar haciendo el amor, así como desarrollar la energía del orgasmo. Esto resultará en un alucinante orgasmo que sacudirá el cuerpo cuando llegues a este punto.

Puedes decidir si continúas en esta posición para acumular energía dos o tres veces más, antes de finalmente dejarte llevar por el orgasmo energético completo que experimentarás. Alternativamente, puede trabajar con su compañero en otras posiciones para obtener el mismo efecto. Esta es una posición que los budistas practicarían religiosamente para obtener la iluminación. Puede combinar su conciencia y su iluminación con su pareja en esta posición debido a la forma en que sus cuerpos están conectados. Esta es una manera para que la mujer pueda dejar de lado sus impulsos sensuales, además de permitirle mantener el control con el hombre como fuente de su alegría.

Comience esta posición con el hombre acostado en la cama y la mujer sentada a horcajadas sobre su cuerpo mientras ella se acuesta sobre su pene. Luego tomará sus piernas y las extenderá hacia afuera con el hombre sosteniendo sus tobillos para sostenerse. La mujer es libre de recostarse para que el hombre pueda ver su vagina y todo su cuerpo.

La mujer tiene control total sobre la posición y los movimientos que realiza, ya que el hombre está allí simplemente para darle placer de la manera que le parezca a ella más conveniente. Ella puede inclinarse hacia adelante para susurrar en los oídos de su pareja o para darle un beso apasionado, así como frotar y moverse hacia arriba y hacia abajo en el pene a cualquier ritmo o forma hasta que llegue al punto del orgasmo y luego se detenga. Esta es una forma clásica de controlar los orgasmos en el cuerpo y permitirle continuar haciendo el amor, así como desarrollar la energía del orgasmo. Esto resultará en un alucinante orgasmo que sacudirá el cuerpo cuando llegues a este punto.

Puedes decidir si continúas en esta posición para acumular energía dos o tres veces más, antes de finalmente dejarte llevar por el orgasmo energético completo que experimentarás. Alternativamente, puede trabajar con su compañero en otras posiciones para obtener el mismo efecto.

Posición #3 – Cuchara Invertida

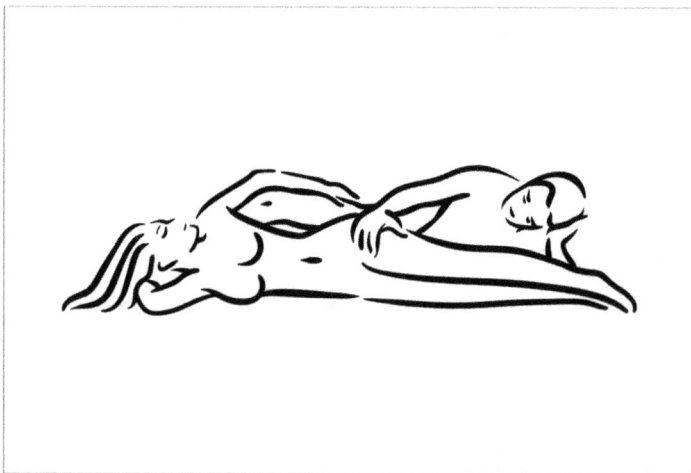

El hombre necesita acostarse sobre la cama de costado, y luego la mujer puede acostarse en la dirección opuesta sobre su costado para que su torso toque sus piernas. Abrácense y tóquense sensual y lentamente. Intente variar el patrón que tus dedos rozan la piel del otro y use su respiración para crear diferentes sensaciones. Huele su piel y beban de su energía. También pueden balancearse de uno a otro para construir la energía. Puede penetrar o no penetrar en esta posición o cambiar a otra posición para continuar aumentando la energía.

Posición #4 – Tijeras

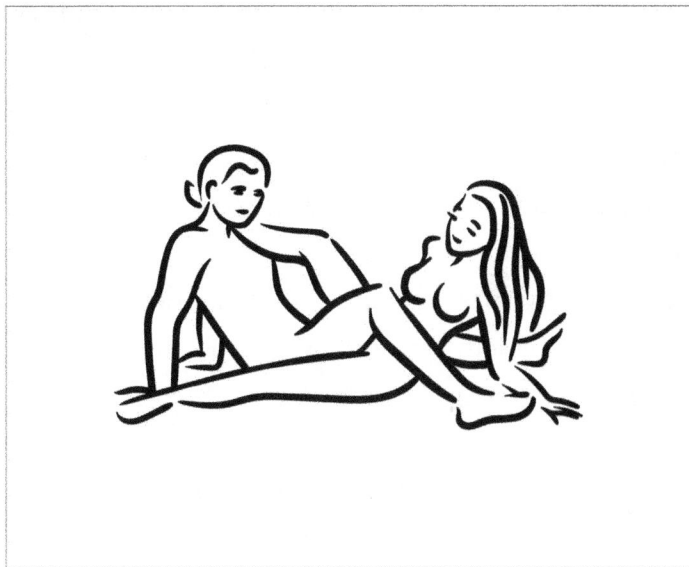

Esta es una posición de equilibrio que les permitirá a ambos unirse mientras mantienen el contacto visual a través de la pose. Tanto el hombre como la mujer se acostarán boca arriba uno frente al otro mientras entrelazan sus piernas, una sobre la otra. Puede mantener las piernas ligeramente dobladas, pero extiéndalas o puede colocar las piernas sobre los hombros de su compañero. Al estar conectado en sus centros energéticos, podrán sentir las energías fluyendo entre sí.

Esta posición es brillante para aquellos que disfrutan del juego de pies, ya que pueden besar y chupar los dedos de los pies de su pareja o simplemente masajearlos. Balancee lentamente hacia adelante y hacia atrás para estimular sus genitales. Puede hacerlo más sexy agarrándose los pies o las piernas mientras se mueven el uno al otro. Esta posición se puede hacer con o sin penetración, y puede ser muy sexy sostener los pies mientras se penetran entre sí. También pueden aprovechar la oportunidad para estimular el clítoris.

Posición #5 – Shiva Adorando A Shakti

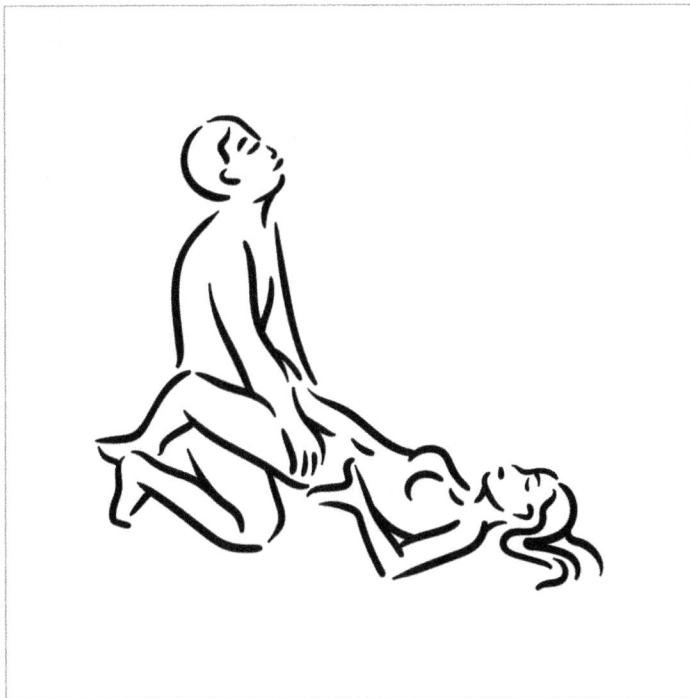

Esta es otra posición clásica dentro del Tantra que le permite cultivar un ambiente de aceptación y devoción a su pareja. Es una experiencia erótica e intensamente espiritual que continuará profundizando su vínculo. En esta posición, el hombre va a adorar a su compañera. Esta es una manera para que el hombre pueda ver la parte superior del cuerpo de la mujer mientras puede experimentar y ver sus expresiones faciales, calor, curvas de su cuerpo, respiración y movimientos corporales.

La mujer se acostará boca arriba con las rodillas dobladas, pero los pies apoyados en la cama. El hombre se arrodillará frente a ella, frente a su cuerpo mientras levanta a la mujer sobre sus rodillas. Esto permitirá que los muslos del hombre y la mujer estén en contacto total.

Una vez que ambos estén cómodos, tómese el tiempo para simplemente mirarse el uno al otro a los ojos y a sus cuerpos, mientras pasan los dedos por la piel del otro. Esta posición puede mantenerse con o sin penetración. Si ambos sienten que la energía se ha incrementado lo suficiente como para penetrar, el hombre debe asegurarse de hacer movimientos lentos y seguros mientras continúa adorando a su compañera. También puede penetrar por un corto tiempo y luego acumular energía sin penetración antes de comenzar de nuevo, a medida que se acerca al orgasmo. Solo cuando ambos están listos para finalmente dejarlo ir, el hombre comienza a empujarse rápidamente hacia la mujer para un orgasmo simultáneo.

Resumen Del Capítulo

- Las técnicas de sexo Tántrico se han utilizado durante más de 5,000 años y se originaron en prácticas espirituales hindúes y tradiciones budistas posteriores como una forma de alcanzar la iluminación espiritual.

- El objetivo general de Tantra es tomarse su tiempo para conocerse a sí mismo y a su pareja, de modo que pueda conectarse en un alma y un nivel energético que lo ayudará a profundizar su relación en todos los aspectos.

- Al crear un espacio propicio para la apertura y la libertad, debe incorporar muchos aspectos diferentes en su entorno que activen los sentidos para hacer que la experiencia sea más intensa y significativa.

En el próximo capítulo aprenderá acerca de las posiciones sexuales para principiantes y cómo se practican, así como las formas de darle vida a los movimientos para usted y el placer de su pareja.

4

POSICIONES SEXUALES PARA PRINCIPIANTES

Incluso si no eres nuevo en las experiencias sexuales, siempre hay algo que se puede aprender al volver a lo básico. Estas posiciones son el comienzo de posiciones más avanzadas, por lo que es bueno tener una comprensión completa de las posiciones de base, para que pueda disfrutar de las posiciones avanzadas con aún más placer. También hay variaciones en estas posturas para principiantes, que te ayudarán a tener más posiciones para incorporar a tu forma de hacer el amor.

Sobre todo, asegúrese de que usted y su pareja se relajen y se diviertan con la experiencia. Habrá momentos en los que se preguntará cómo posicionarse, pero este no es un momento para generar ansiedad. Simplemente déjate llevar y disfruta de la experiencia mientras aprendes lo que ambos disfrutan juntos.

Posición #1 – Misionero

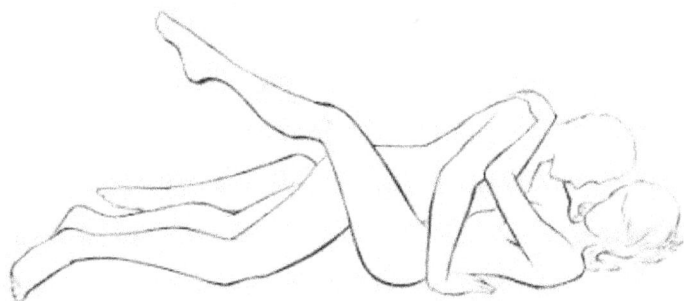

Esta es la posición sexual más utilizada y clásica, ya que crea un espacio donde tanto el hombre como las mujeres están en contacto corporal completo. Puede hacer contacto visual, acariciar y besar todo el tiempo, lo que ayuda a profundizar la experiencia. Esta posición es placentera para la mujer porque sentirá el peso del cuerpo del hombre sobre ella, y el hombre es libre de controlar la velocidad de sus empujes y variar la profundidad de penetración.

Cómo Hacerlo

La mujer se acuesta boca arriba y abre las piernas, mientras que el hombre se acuesta sobre ella, cara a cara y relativamente plana. Esta posición es buena para los principiantes, ya que el hombre tendrá acceso abierto a la vagina y ambos son libres de recorrer el cuerpo del otro con las manos. Es importante que la mujer haya sido estimulada antes de esta posición, ya que es difícil para una mujer para alcanzar el orgasmo solo por penetración. Considere la estimulación oral o con los dedos del clítoris y la vagina para lubricar adecuadamente a la mujer con anticipación y ayudarla a alcanzar el orgasmo más fácilmente.

Como la mujer está siendo dominada en esta posición, muchas veces simplemente se quedará allí durante la misión. Sin embargo, hay varias formas en que ambos pueden hacerlo mucho más placentero. Mientras el hombre empuja sus caderas, la mujer puede hacer lo mismo para aumentar la sensación para ambos. También ayudará a que el pene penetre más profundamente cuando las piernas de la mujer estén bien abiertas, proporcionando acceso completo a la vagina y brindando a ambos un mayor placer. La mujer también puede envolver una o ambas piernas alrededor de la parte inferior de la espalda de su pareja, ayudando a que la penetración sea más profunda y ayudando a ambos a alcanzar el clímax más fácilmente.

No te olvides de tomarte el tiempo para susurrar algo sexy al oído del otro y tomarte tu tiempo. Respira toda la experiencia mientras te sumerges en la energía de tu pareja. Cuanto más lento sea que ambos hagan movimientos, más profundo será su vínculo, y será un período más largo antes del orgasmo. También puede ser difícil mantener esta posición durante un largo período de tiempo sin eyacular, debido al alto nivel de fricción entre ustedes dos. Es mejor comenzar en esta posición y cambiar a una pose diferente, que aún le dará la estimulación del clítoris necesaria para la mujer y disminuirá la cantidad de empuje rápido para que el hombre pueda evitar eyacular demasido rápido.

Cómo Hacerlo Más Sexy

Una variación después de comenzar en la posición de misionero es que el hombre levante una de las piernas de la mujer para que su rodilla quede en su hombro mientras su otra pierna continúa acostada sobre la cama. Esto se conoce como El Taladro. Luego, el hombre empuja hacia la parte interna del muslo de la pierna elevada, lo que provoca un endurecimiento de la penetración, así como una mayor presión sobre el clítoris.

Otra variación popular del misionero es que la mujer esté encima y en control. También puede cambiar entre las dos posiciones para agregar variedad. Esto le permite a la mujer balancearse hacia adelante y hacia atrás y saltar hacia arriba y hacia abajo mientras controla la presión y la profundidad del pene dentro de ella. Para realizar esto, la mujer se colocará a horcajadas sobre el torso del hombre. También puede agregar variación a sus movimientos moliendo la pelvis del hombre mientras él está dentro de ella. Esta posición también es menos intensa para el hombre, por lo que probablemente durará más, dándole tiempo a la mujer para alcanzar el orgasmo.

Una variación más simple, que marca una gran diferencia, es colocar una almohada debajo de la espalda baja de la mujer. Esto inclinará la pelvis lo suficiente como para cambiar el ángulo de penetración para diferentes sensaciones. El hombre también puede colocar las palmas de las manos sobre la cama como si estuviera empujando hacia arriba para que su peso no se apoye en la mujer.

Position #2 – El Gato (CAT)

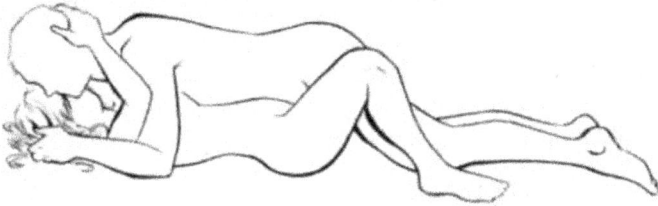

El Gato, o la Técnica de Alineamiento Coital (CAT - Coital Alignment Technique, por sus siglas en inglés), es otra variación de la posición del misionero. Como su nombre indica, esta pose está hecha para la máxima cantidad de estimulación para el clítoris.

Cómo Hacerlo

Comenzarás en la pose del misionero, pero el hombre se moverá hacia el torso de la mujer. Con esta ligera diferencia de posición, esto va a cambiar la dirección de cómo el pene ingresa a la vagina. Debido a que entrará desde la parte superior de la pelvis en lugar de desde la parte inferior, el clítoris se estimulará con cada empuje, lo que ayudará a la mujer a alcanzar el orgasmo sin necesidad de juguetes o masturbación. También aumentará la estimulación si la mujer inclina sus caderas hacia arriba, asegurando el contacto entre el pene y el clítoris.

Cómo Hacerlo Más Sexy

Al igual que durante el misionero, la mujer puede envolver sus piernas alrededor del torso del hombre para aumentar el contacto de la piel con la piel. También es un beneficio para ambos cambiar la dirección, la velocidad y el movimiento de los empujes para llegar al clímax. Con esta posición, también puede cambiar entre empujar y mover el pene ligeramente dentro y fuera de la vagina. Esto también ayudará a ambos a alcanzar el orgasmo.

Posición #3 – Ella Arriba

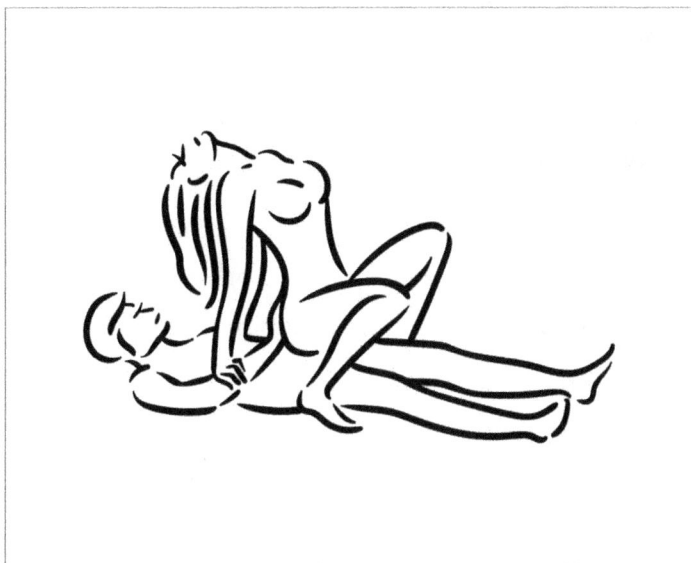

Esta posición es muy apreciada por las mujeres, ya que las pone en control. Esta es una variación que se mencionó con la posición misionera. Esta pose particular se llama Vaquera o Vaquera Inversa, dependiendo de la posición encima del hombre. Al igual que el hombre era el dominante cuando estaba arriba, esta posición tiene a la mujer como la pareja dominante. Esta posición también es muy agradable para el hombre, ya que puede ver a la mujer mientras ella se mueve encima de él y ambos tienen las manos libres para seguir deambulando por los cuerpos del otro. Esta es una excelente posición para que el hombre juegue con los senos o las nalgas de la mujer, dependiendo de la posición.

Cómo Hacerlo

Para la Vaquera, el hombre se acostará en la cama mientras la mujer se sienta a horcajadas sobre el torso del hombre, mirando a su pareja a los ojos. Ella tiene rango libre para mover la parte superior de su cuerpo hacia atrás o hacia adelante y puede elegir tener los pies sobre la cama o las rodillas. La mujer puede estabilizarse colocando su mano sobre el pecho o los muslos internos del hombre mientras mueve las caderas hacia arriba y hacia abajo para estimularlos a ambos. Pueden besarse, tomarse de las manos y tocarse los cofres. El hombre tiene libertad para pasar los dedos por la espalda, las piernas y los senos de la mujer.

Para la Vaquera Inversa, el hombre todavía está acostado en la cama, pero la mujer está posicionada enfrente de donde está frente a las piernas del hombre. Esto cambia los puntos de fricción dentro de la vagina y permite que el hombre tenga más acceso a las nalgas, caderas y espalda de la mujer.

Cómo Hacerlo Más Sexy

Mientras la mujer está frotándose y balanceándose

sobre el hombre, él puede estar sensualmente usando sus dedos y manos a lo largo de la piel de la mujer para intensificar la experiencia e incorporar algunos rasguños y besos entre sus movimientos. Poder ver la vista frontal o posterior completa de la mujer intensifica la experiencia para el hombre, por lo que tener varias velas o luces encendidas durante esta posición es clave para aprovechar al máximo el espectáculo visual.

Si la mujer es más reservada acerca de estar en exhibición, hay otra variación en la que el hombre puede recostarse contra la cabecera o la pared para estar sentado con las piernas ligeramente flexionadas. Entonces la mujer puede sentarse a horcajadas sobre la pelvis del hombre mientras se arrodilla sobre él. Esto acercará sus cuerpos para que sea más íntimo y puedan besarse y acariciarse mientras lo hacen. La mujer aún podrá moverse en esta posición y la pareja puede balancearse de un lado a otro.

Posición #4 – El Perrito

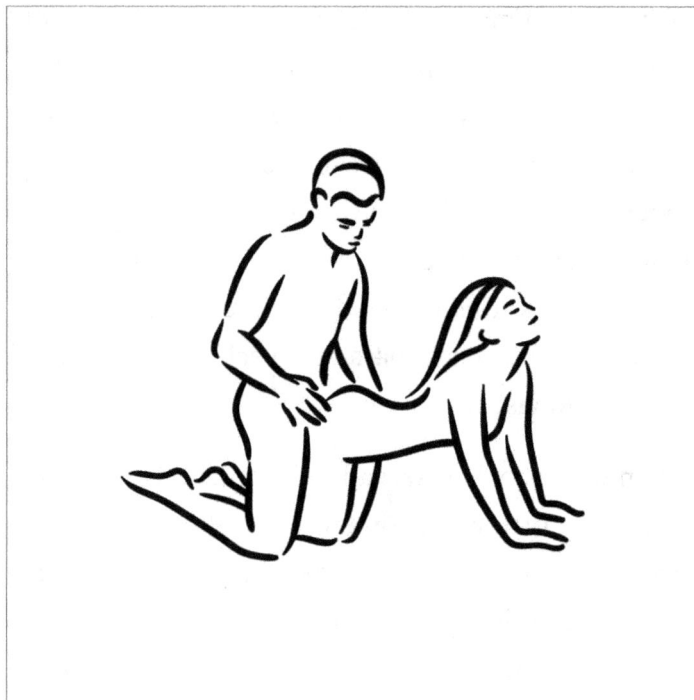

Esta es una posición ideal para el embarazo, y a los hombres les gusta el espectáculo visual, así como la naturaleza animal de esta posición. La mujer disfruta de ser dominada en esta posición y también descubre que el punto G es mucho más fácil incluso con penetración superficial. El hombre también tiene una visión erótica que puede disfrutar mientras que la mujer no se siente consciente de sí misma ya que está mirando hacia otro lado.

Cómo Hacerlo

La mujer se pondrá de rodillas, con las piernas separadas. Luego descansa sus manos frente a ella, por lo que está a cuatro patas. El hombre también se arrodillará y colocará sus piernas entre las de la mujer. La mujer puede necesitar ajustar el espacio entre sus piernas dependiendo de la diferencia de altura. La mujer o el hombre pueden jugar con el clítoris y el hombre puede tirar del cabello de la mujer.

Cómo Hacerlo Sexy

Una mejor variación para algunos se conoce como El Perrito Apretado, donde la mujer mantiene sus piernas juntas mientras las piernas del hombre se extienden sobre las de ella. Esto permite que la penetración sea más apretada y más intensa. La mujer puede poner la cara boca abajo en una almohada y tiene las manos libres. Puede hacer que la penetración sea más intensa haciendo que la mujer se acueste boca abajo con una almohada para apoyarla según sea necesario. Las conversaciones sucias son bienvenidas durante este intercambio potencialmente duro para que tu pareja siga adelante. Si desea mezclar las cosas, haga esta posición con la mujer sosteniendo el respaldo del sofá o incluso en las escaleras.

Posición #5 – La Cuchara

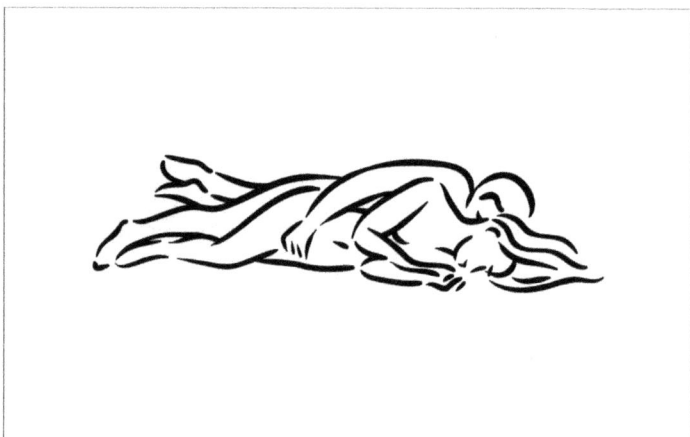

Esta es una posición clásica que permite que el hombre abrace a la mujer mientras ingresa a la vagina desde atrás. También es una excelente posición de sexo anal. Es maravilloso para la estimulación del punto G, la penetración profunda, así como el acceso al clítoris tanto para el hombre como para la mujer.

Cómo Hacerlo

El hombre y la mujer yacen de lado, ambos mirando en la misma dirección. La mujer necesitará levantar ligeramente la parte superior de la pierna o la mejilla de los glúteos para que el hombre pueda entrar en ella. Mueva las caderas hacia adelante y hacia atrás en un movimiento ondulatorio.

Cómo Hacerlo Sexy

Separe su cabello de su cuello y bésela apasionadamente mientras se balancea hacia adelante y hacia atrás, así como apretando sus senos o estimulando su clítoris con sus dedos o un vibrador. Aprovecha esta oportunidad para frotar tus manos por todo su cuerpo mientras le susurras al oído.

También puede moverse a una posición diferente conocida como cara a cara donde se acuesta de lado, uno frente al otro. La mujer colocará sus caderas sobre las del hombre para que pueda penetrarla más fácilmente. Luego, la mujer puede envolver su pierna superior sobre la pierna del hombre para ayudar a guiar al hombre dentro de ella. Esta posición ayuda a una penetración más profunda e intimidad, ya que pueden besarse y abrazarse, mientras deslizan sus dedos a lo largo del cuerpo del otro.

Posición #6 - 69

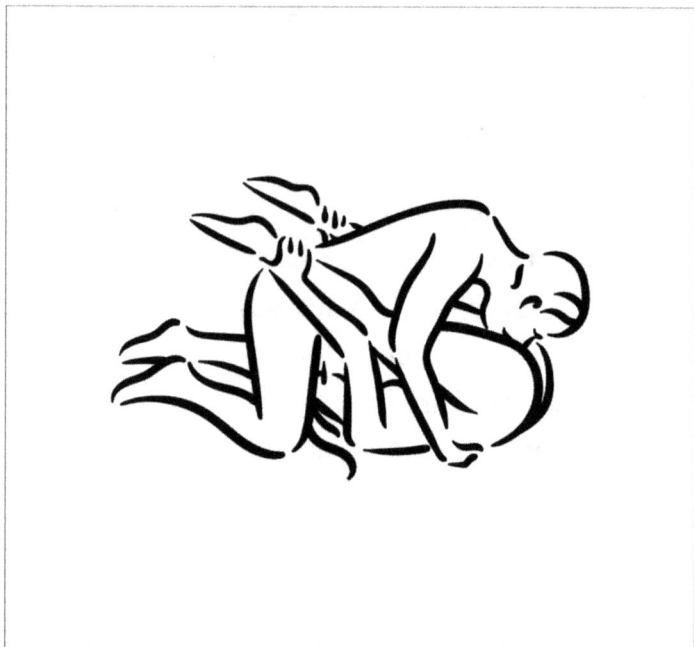

Con este, ambos pueden excitarse de la estimulación oral. Es una posición que se puede hacer al comienzo o en la mitad del sexo para llevarlos a ambos al punto del climax antes de cambiar a otra posición.

Cómo Hacerlo

Uno de la pareja se acuesta en la cama mientras el/la otro/a se sube encima, invertida/a. Cuando la mujer está arriba, puede tener más control sobre la cantidad de estimulación que recibe al presionar o levantar la pelvis. También puede acceder al perineo del hombre, que se encuentra debajo de los testículos. Presta atención y concéntrate en succionar y estimular el pene/clítoris y podrás durar más tiempo antes del orgasmo.

Cómo Hacerlo Sexy

También puede probar esto en sus costados o cambiar las sensaciones entre frío y calor. Puede hacer esto con una bebida fría o un trozo de hielo y luego una bebida caliente. Alterne entre las dos temperaturas para volverlo loco. Para aquellos que están más avanzados, esta posición también se puede hacer mientras el hombre está de pie y sujeta a la mujer por las caderas. Para los hombres, toque el punto G simultáneamente para volver loca a la mujer.

Resumen Del Capítulo

- La posición del misionero puede parecer aburrida a primera vista, pero puedes darle más sabor cambiando la posición de tus piernas y caderas para mejorar la experiencia.
- El estilo perrito es una posición favorita común para los hombres debido a su

naturaleza animal. Sin embargo, a las mujeres también les encanta el hecho de que pueden dejar de lado sus inhibiciones porque su pareja no las está mirando a la cara.

- 69 es una posición en la que ambos realizan sexo oral el uno con el otro. Es una posición muy versátil que se puede hacer sobre la espalda, los costados, sentado o de pie. Recuerde dejarse llevar para experimentar al máximo esta posición.

En el próximo capítulo aprenderá cómo llevar estas posiciones al siguiente nivel y experimentar con posiciones sexuales de nivel intermedio que disfrutará absolutamente.

5

POSICIONES SEXUALES INTERMEDIAS

Es triste decir que la mayoría de las parejas no superan las posiciones sexuales básicas, lo que significa que su vida sexual puede volverse aburrida con bastante rapidez. Sin embargo, cuando eres lo suficientemente valiente como para experimentar con diferentes posiciones, encontrarás que crearás más lazos e intimidad con tu amante en todos los niveles dentro y fuera de la habitación. Deje de lado sus inhibiciones y salga de su zona de confort para tener una experiencia que nunca olvidará.

Cuando esté listo para graduarse en estas posiciones, encontrará que muchos de ellos se basan en las posturas para principiantes, pero con una chispa más. A pesar de que estas son posiciones interme-dias, encontrará que muchas de ellas siguen siendo fáciles, y no necesariamente necesita ser un maestro de yoga o danza para poder dominarlas. Diviértase y experimente con estas divertidas posiciones.

Posición #1 – La Mariposa

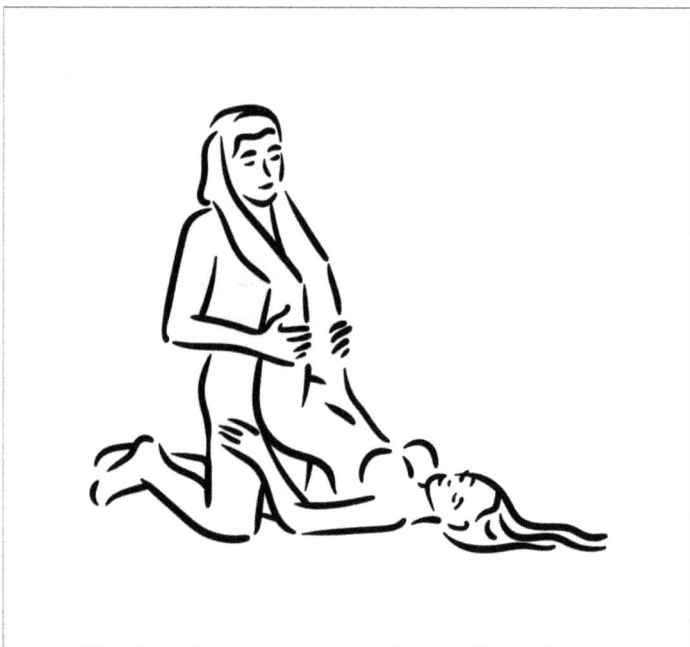

Esta posición es ideal para una penetración profunda, así como para proporcionar a la mujer la mejor estimulación del clítoris. También puede ser una posición que puede ser tan carnal y salvaje como el estilo perrito.

Cómo Hacerlo

La mujer deberá acostarse en el borde de una mesa o cama un poco más baja que la entrepierna del hombre. El hombre se parará entre las piernas de la mujer mientras se inclina ligeramente para penetrarla. Mientras esto sucede, la mujer necesita levantar las piernas lentamente hacia donde están los tobillos descansando sobre sus hombros. Esto levantará automáticamente sus caderas de la cama, ayudando al hombre a poder pararse derecho mientras penetra dentro de ella.

Cómo Hacerlo Sexy

El hombre puede ayudar a sostener a la mujer agarrándola por encima de las caderas de la mujer o acunando sus nalgas. Si quieres tener una penetración más apretada, el hombre necesitará sujetar ambos tobillos de la mujer mientras la penetra. También puede colocar almohadas de apoyo debajo de las caderas de la mujer, lo que dejará las manos del hombre libres para recorrer el cuerpo de la mujer.

El hombre puede balancearse hacia arriba y hacia abajo y de lado a lado para estimular el punto g. Dado que esta es una posición con un potencial de penetración profunda, penetre lentamente al comenzar para no causarle molestias. La mujer también puede llevar sus pies hacia el pecho del hombre para que pueda tener un mejor control sobre la profundidad y la velocidad de penetración.

Posición #2 – El Ángulo Correcto

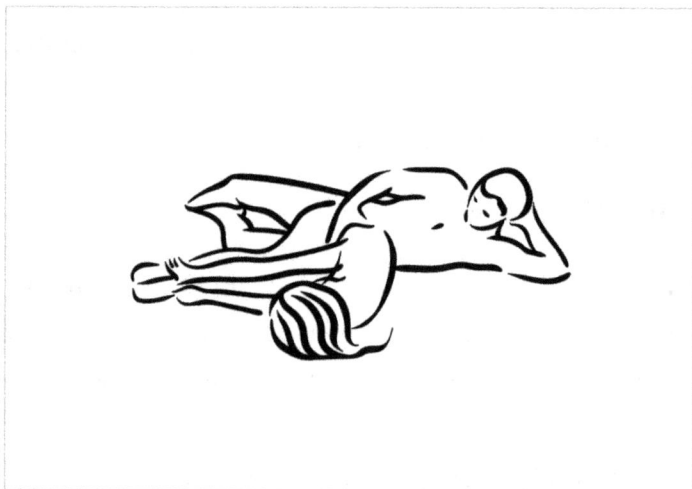

Esta es una variación de la cuchara, donde puede tener un ángulo de penetración diferente que también se puede usar como otra posición o como transición durante la cuchara. Esta posición ayuda al hombre a poder ver y jugar con la espalda de la mujer y es una forma de penetrarla profundamente.

Cómo Hacerlo

Comience en la posición de cuchara y luego la mujer se alejará del cuerpo del hombre en un ángulo de 90 grados. Esto ayudará al hombre a poder empujar más profundamente en la mujer. El hombre puede apoyarla sujetándola por las caderas para que puedan permanecer juntos. La mujer puede sostener sus piernas o las sábanas.

Cómo Hacerlo Sexy

Puede hacerlo de manera que el hombre pueda penetrar más rápida y profundamente, mientras la mujer estabiliza su cuerpo, presionando sus manos contra la cabecera o la pared. Hacerlo puede hacer que esta simple posición sea bastante salvaje. El hombre también puede agarrar los senos de la mujer o tirar de su cabello en esta posición. También se puede hacer de pie para una sensación diferente.

Posición #3 – De Pie

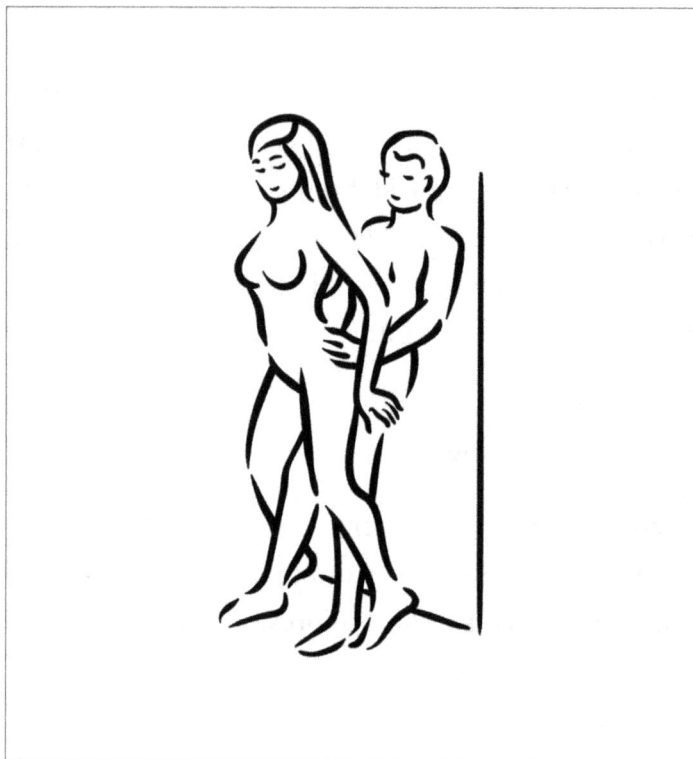

Esta es una excelente posición para poder tener una buena vista de las nalgas de la mujer, así como para llegar su punto g con mayor facilidad. Es una posición versátil que permite que las mujeres se doblen en diferentes ángulos, permitiendo que el pene la penetre en diferentes puntos.

Cómo Hacerlo

Necesitará un soporte, como una pared o la parte

posterior del sofá para que el hombre se recueste contra otra pared para que la mujer pueda sostenerse con las manos o las rodillas mientras se inclina. Por esta razón, esta es una excelente posición para probar en un pasillo. El hombre va a entrar a la mujer por detrás, lo que puede requerir que se agache un poco dependiendo de la diferencia de altura. Una vez que él entra, ambos pueden ponerse de pie mientras él comienza a penetrarla. El hombre colocará sus manos sobre las caderas de la mujer para que pueda controlar la profundidad de penetración con cada empuje.

Cómo Hacerlo Sexy

El hombre también puede sostener el cabello de la mujer, forzando su cabeza hacia un lado para que pueda besar su cuello entre penetraciones. También puede aprovechar la oportunidad para besarle la parte superior de la espalda y los hombros en esta posición. Ella puede sostener sus nalgas para ayudar a presionarlo más cerca de ella. Alternativamente, ella también puede pasar sus dedos por su cabello y sostener su cuello para apalancarlo. Ambos también tienen acceso para estimular el clítoris para el máximo placer de la mujer.

Posición #4 – Lotus/Lotus Arrodillado

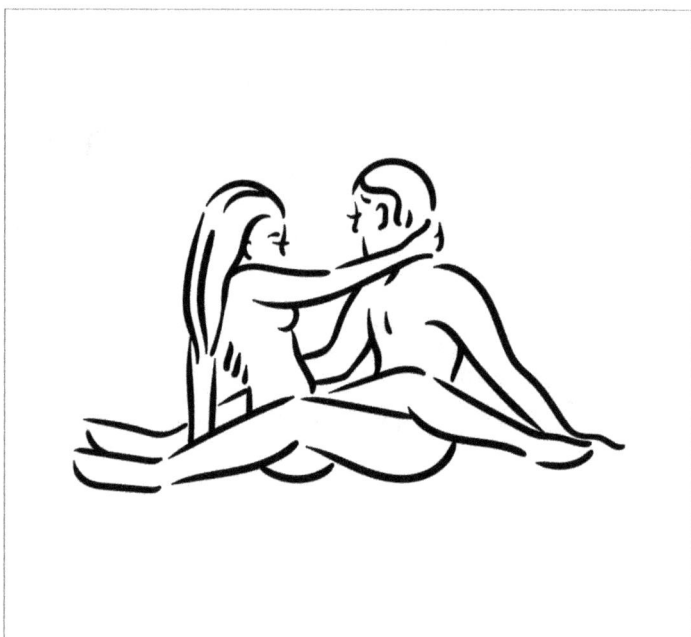

En esta posición, puede mantener el contacto visual durante toda la pose, lo que cultivará la intimidad entre usted y su pareja. También puedes incorporar susurros o conversaciones sucias fácilmente mientras acaricias a tu pareja. Tanto el hombre como la mujer pueden controlar la cantidad de penetración, ya que ambos moverán las caderas para penetrar. Además, ambos tienen el espectáculo de ver el torso completo del otro en esta posición.

Cómo Hacerlo

El hombre necesita sentarse erguido con las piernas extendidas mientras la mujer se sienta sobre su regazo, a horcajadas sobre su torso. Puede mantener las piernas estiradas, ligeramente dobladas o envueltas alrededor de su pareja. Cuando te sientas cómodo, presiona tus manos en la cama e inclínate hacia atrás, ejerciendo presión sobre tus palmas. Continúa manteniendo esta postura todo el tiempo que puedas mientras se mueven lentamente.

Cómo Hacerlo Sexy

Mantenga el contacto visual y pase los dedos al azar por la cara, la espalda y el torso de su pareja. Sincronice su respiración mientras continúa recostándose y luego se unen. También puede penetrar en esta posición, pero vaya lo más lento posible para acumular energía dentro de ambos. Experimente con profundidades y poca profundidad y acelere gradualmente para empujar al mismo tiempo y fluir hacia la energía del otro. Sea vocal durante esta pose y respire el aroma de su amante mientras continúa trabajando para aumentar sus orgasmos. El hombre debe quedarse quieto mientras la mujer se aprieta contra él para una sensación diferente. También puede bajar sobre los codos para permitir una penetración más profunda.

Posición #5 – La Bailarina

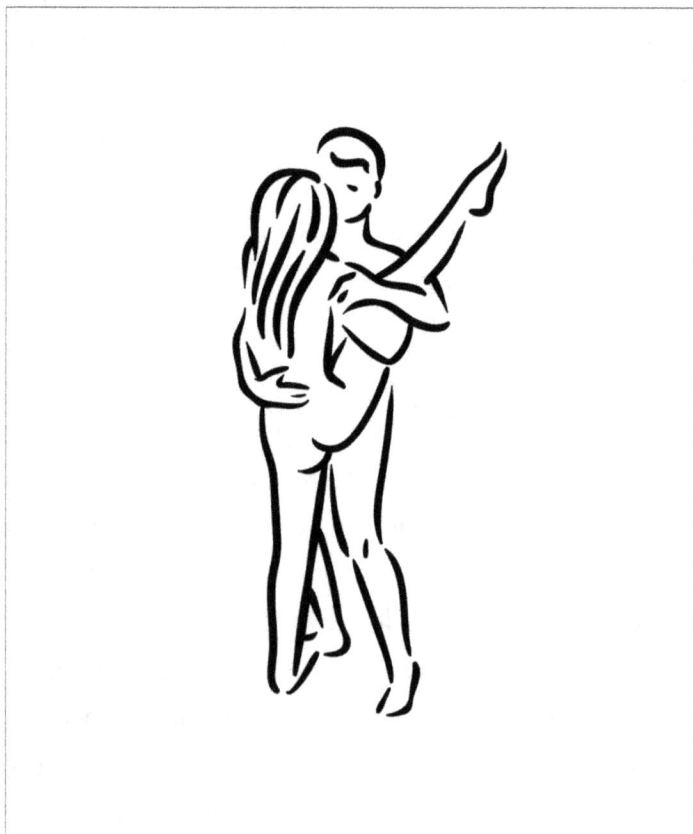

Esto se puede hacer en espacios reducidos, como un

baño o un armario, y también se puede usar para tener relaciones sexuales al aire libre. Esta postura permite una fácil penetración y la mujer tiene más control sobre el ángulo, la profundidad y la velocidad de empuje.

Cómo Hacerlo

Párense frente a frente mientras la mujer envuelve su pierna alrededor de la pierna o las nalgas del hombre. Entonces lo tira hacia ella para que pueda penetrarla. Luego, podrá levantar su pierna hasta su hombro o, alternativamente, puede dejarla en su lugar detrás de su espalda. Entonces podrá usar el músculo de su pierna para continuar trayéndolo hacia ella. Ambos pueden empujarse el uno al otro para aumentar la sensación. Los dos pueden mantener el contacto visual, así como tener un rango libre de ambas manos para poder frotar sobre los cuerpos del otro. Para los más flexibles, podrán besarse en esta posición.

Cómo Hacerlo Sexy

El hombre también puede rodear su pierna con su brazo para ayudarla a levantarla más o menos, cambiando la dirección de penetración. Puedes incorporar esto en los juegos previos o hacer el amor en la ducha con esta posición. Solo asegúrese de tener un buen equilibrio.

Si este movimiento es demasiado avanzado, puede intentar una variación en la que la mujer se sentará en el borde de la cama con una pierna extendida en el aire. Ella puede ayudar a sostener su cuerpo sosteniendo su pierna levantada detrás de su rodilla. El hombre se parará frente a ella y se inclinará un poco para entrar en ella.

Luego, la mujer puede envolver su otra pierna alrededor de la pierna, las nalgas o la cintura de su compañero, dependiendo de su flexibilidad, cambiando el ángulo de penetración. También puede recostarse ligeramente, lo que ayudará a estimular el punto g. Se puede mantener el contacto visual, así como besos y caricias. La mujer también puede girar su pelvis para ayudar con las sensaciones en el clítoris o usar su mano para masturbarse.

Posición #6 – Victoria

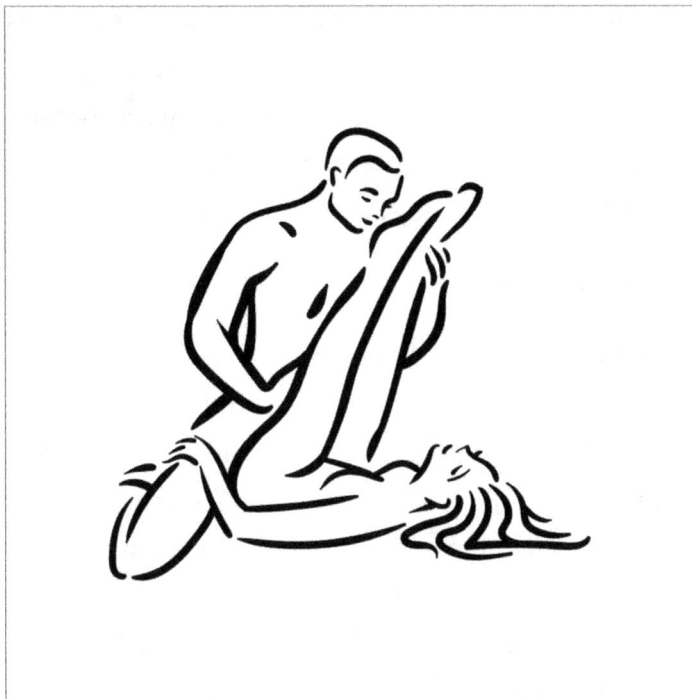

Esta posición ayuda con la estimulación del punto G, al tiempo que le da al hombre acceso completo a la vagina y el clítoris de la mujer. Ciertamente no es un puesto para una mujer tímida, pero vale la pena dejarse llevar por esta.

Cómo Hacerlo

La mujer se acostará boca arriba y levantará las piernas para que sus pies estén casi sobre su cabeza. El hombre se arrodillará sobre la cama frente a ella y la penetrará. Luego puede presionar más las piernas para obtener un mejor acceso y lograr diferentes ángulos. También puede inclinarse para besarla permitiendo que sus piernas se abran mientras él todavía está dentro de ella.

Cómo Hacerlo Sexy

Mientras el hombre la está penetrando, puede usar un vibrador o sus dedos para estimular su clítoris al mismo tiempo. Para que esto sea más fácil para el hombre, la mujer puede tirar de sus piernas o tobillos para darle más espacio. También es una excelente posición para jugar con los pies, donde el hombre puede chupar y besar los pies de la mujer. También puede ser una buena posición para el juego anal de la mujer.

Las variaciones de esta posición incluyen colocar los pies sobre el pecho del hombre, lo que hace que la penetración sea más apretada y estimule más el punto g. Esto también le da a la mujer más capacidad para levantar y bajar las caderas mientras aprovecha el pecho del hombre.

La mujer también puede sostener sus piernas en diferentes ángulos para cambiar la posición de penetración, haciéndola más placentera para ambas.

Puede extender las piernas bien juntas o juntas para cambiar la tensión, y puede colocar uno o ambos pies sobre los hombros de su amante.

El hombre también puede tener sus manos libres para masajear y tomar los senos de la mujer si ella está sosteniendo sus propias piernas. Esta posición facilita la transición a otras posiciones.

Posición #7 – Baile del Regazo (Lap Dance)

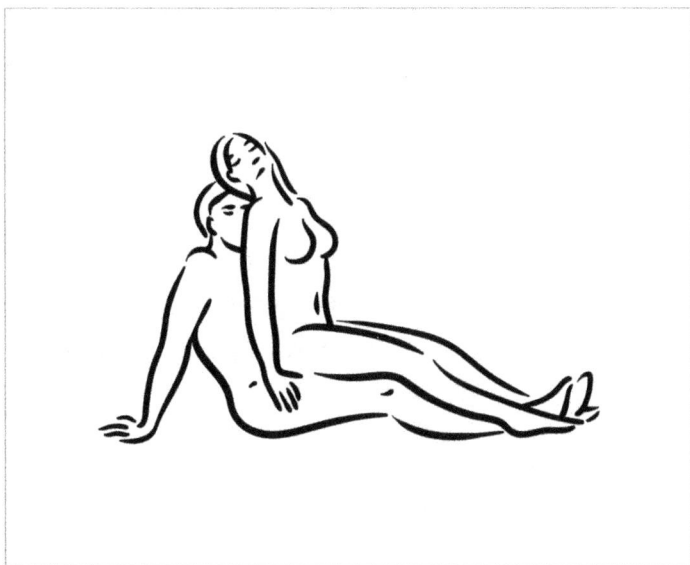

Esto se basa en el *lap dance* que encontrarás en strip clubs y bares. ¡Sin embargo, esto es aún más íntimo para el hombre, ya que en realidad podrá tocar a su mujer! Esta posición también ayudará a resaltar el lado sexy y erótico de la mujer mientras se abre camino en esta posición. También puede estimular el punto g.

Cómo Hacerlo

Busque una silla que sea alta, respaldada y acolchada o use una almohada. Haga que el hombre se siente con las piernas juntas, mirando hacia adelante. La mujer se sentará encima de su pene, mientras se aleja de él. Ella puede colocar sus pies fuera de los suyos para darse un impulso mientras comienza a molerlo con movimientos circulares. Luego puede levantar y bajar las caderas para penetrar más superficial o profundamente y controlar el ángulo de penetración. La mujer también puede usar los brazos de la silla para levantarse o para apoyarla si están presentes.

Cómo Hacerlo Sexy

Haga que el hombre separe ligeramente las piernas para que la mujer pueda tener acceso a su escroto para estimularlo mientras lo presiona. Esta posición también le permite al hombre besar el cuello de la mujer y agarrar sus senos o jugar con sus pezones.

La mujer puede presionar sus nalgas contra la pelvis del hombre para profundizar la penetración o acariciar su punto G arqueando la espalda.

Puede hacer esta posición en la mesa de la cocina, el sofá, las escaleras e incluso en la lavadora mientras está funcionando para obtener una vibración adicional.

Hay muchas variaciones que puede usar para esta posición. Por ejemplo, la mujer puede enfrentar al hombre para hacerlo más íntimo y así poder verse a los ojos. Además, el hombre puede colocar sus manos sobre los senos o las caderas de la mujer para sentir su movimiento contra él.

La mujer puede salir y hacer un baile completo como si estuviera en un club. Esto podría ser parte de los juegos previos donde ella puede usar lencería sexy y desnudarse para él mientras continúa coqueteándole soplándole los oídos o susurrándole palabras y frases sucias. La mujer necesita asegurarse de que haya mucho contacto coqueto y caricias con el hombre antes de montarlo a horcajadas.

Posición #8 – El Pretzel

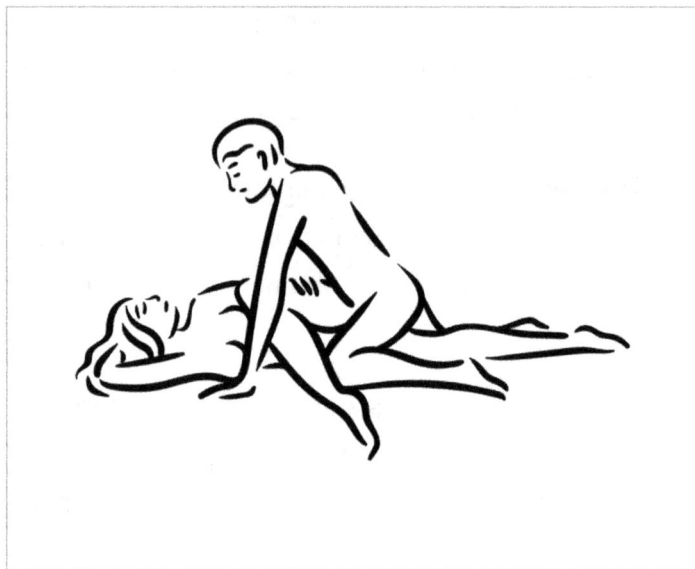

Esta es una variación del estilo perrito que permitirá que la mujer vea al hombre mientras recibe la misma cantidad de penetración profunda. También puede ser una mejor posición de entrada de espalda ya que no lastima la espalda de la mujer. El hombre puede ver el cuerpo de la mujer en un ángulo diferente, mientras que la mujer puede mirar al hombre en acción.

Cómo Hacerlo

La mujer se acostará sobre su lado derecho en la cama, mientras el hombre se arrodilla y se sienta a horcajadas sobre su pierna derecha. Luego, la mujer envolverá su pierna izquierda alrededor de la cintura del hombre, dándole acceso para penetrarla.

Cómo Hacerlo Sexy

El hombre o la mujer pueden masturbar el clítoris o el hombre puede usar la punta de su pene para frotar el clítoris con diferentes presiones y movimientos hasta que la mujer esté al punto del orgasmo. Entonces, el hombre puede penetrarla, ayudándola a llegar al orgasmo.

Position #9 – La Gran Caída

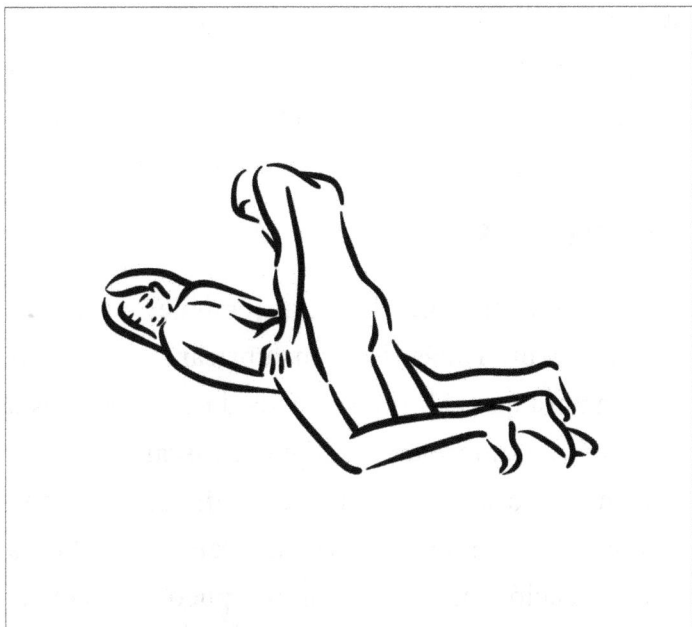

Esta posición le da a la mujer una penetración profunda, mientras que cansa menos al hombre por ser esta una posición más fácil en comparación con el estilo perrito completo. El pene también se sentirá más grande para la mujer, por lo que esto le dará mucho placer ya que el hombre tendrá la posición dominante.

Cómo Hacerlo

La mujer se acostará boca abajo en la cama con las piernas ligeramente flexionadas y separadas. Esto va a levantar sus caderas hacia arriba. Si es necesario, se puede colocar una almohada debajo de su estómago para apoyarla. El hombre luego se arrodilla entre sus piernas mientras se inclina hacia adelante para penetrarla. Él puede colocar sus manos en sus caderas como apoyo o en la cama a los lados de la mujer.

Cómo Hacerlo Sexy

Cambie la profundidad de los empujes para que ambos disfruten más. Use un lubricante a base de silicona para que el hombre pueda durar más en esta posición. El hombre también puede rascar la espalda de la mujer o agarrarse de sus muñecas o cabello para hacer que la posición sea más salvaje. Se alienta la conversación sucia, y el hombre puede tomarse el tiempo para incorporar una mezcla de movimientos para que el pene ingrese a la mujer en diferentes ángulos.

Resumen del Capítulo

- Tenga confianza al probar estas posiciones y comience con posturas como el ángulo correcto, que se basan en la posición de cuchara de principiante. Puede continuar trabajando en las posiciones más difíciles mientras sigue practicando.
- Aprovechar la oportunidad de probar las diferentes variaciones de las posiciones no solo agrega más movimientos en el dormitorio, sino que también evita que te aburras.
- Muchas de estas posiciones intermedias se pueden hacer mientras se está acostado o de pie. Salga un poco de su zona de confort para lograr tener estos movimientos bien aprendidos.

En el próximo capítulo aprenderá a entrar en las posiciones sexuales más avanzadas para agregarlas a su repertorio ahora en crecimiento.

6

POSICIONES SEXUALES AVANZADAS

Ahora pasamos a las posiciones más complejas, pero aún no es necesario ser un maestro en el sexo para poder practicarlas con su pareja. Descubrirá que estas posiciones son más creativas y lo alentarán a llevarse a sí mismo y a su pareja a los límites. Dado lo que ya has aprendido, sabe que todos serán muy agradables. Incluso si no está a la altura de sus habilidades, puede alterar estas posiciones a su propio nivel de comodidad, hasta que obtenga las posturas correctas.

Posición #1 – De Pie y Cargando

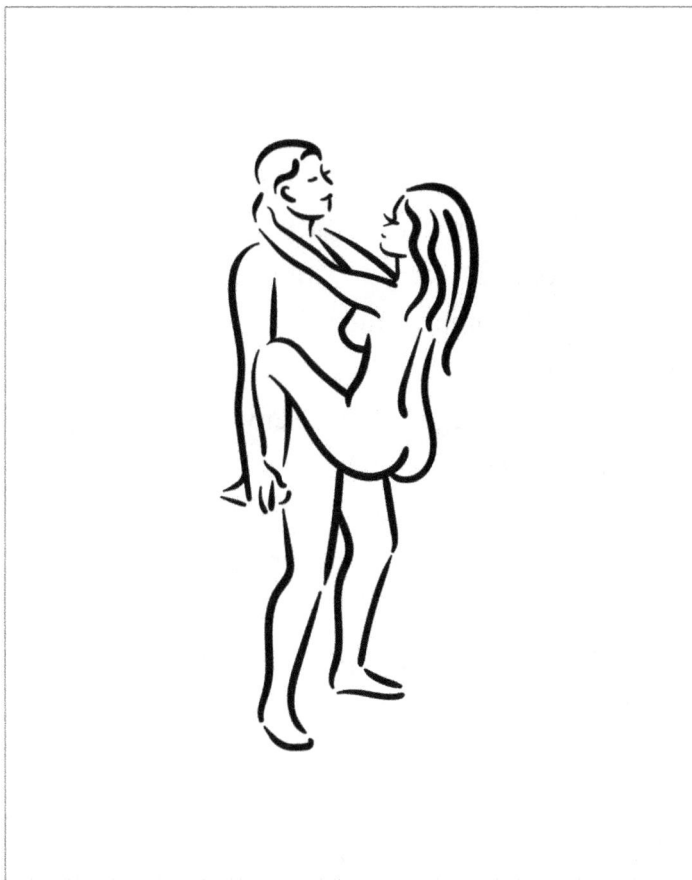

Esta es una posición altamente atlética donde el hombre necesita poder cargar todo el peso de la mujer. Crea una intimidad más profunda con el contacto corporal, además de poder mantener el contacto visual. También les brinda a ambos la oportunidad de besarse y mordisquearse las orejas y el cuello.

Cómo Hacerlo

El hombre y la mujer van a pararse uno frente al otro. Luego, la mujer colocará sus manos sobre los hombros del hombre mientras él tira de la mujer sobre él colocando sus manos debajo de las nalgas o por la cintura. Luego, la mujer envolverá sus piernas alrededor de la cintura del hombre para ayudarlo con la distribución del peso.

Cómo Hacerlo Sexy

Si el hombre no puede soportar el peso de la mujer, alternativamente, la mujer puede sentarse en el mostrador de la cocina mientras envuelve sus piernas alrededor del hombre. Esto ayudará a guiar al hombre dentro de ella y ambos pueden disfrutar de la profunda penetración que esta posición tiene para ofrecer.

Si eres atlético, y quieres llevarlo al siguiente nivel, haz que la mujer se recueste. Haga que estire los brazos y luego también podrá levantar las piernas más arriba de la espalda del hombre. Esto hará que la penetración sea más profunda. También puede ayudar que el hombre se apoye contra una pared, porque no podrá mantener esta posición por mucho tiempo hasta que haya practicado mucho.

Posición #2 – El Delfín

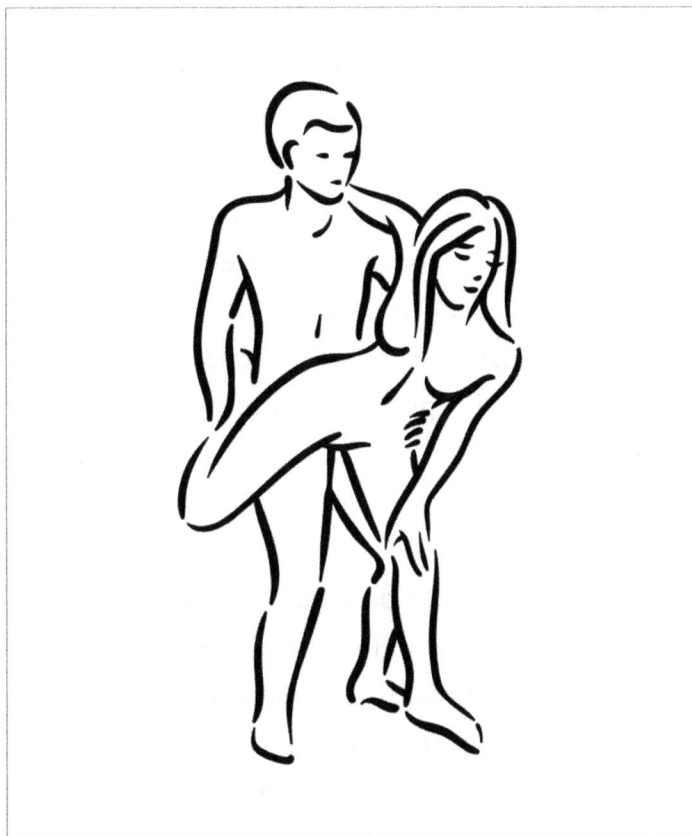

Esta es una posición que le permite a la mujer determinar la profundidad de penetración, mientras que el hombre ve un buen show de las reacciones y movimientos de la mujer.

Cómo Hacerlo

El hombre y la mujer van a estar de pie con la espalda de la mujer sobre el pecho del hombre. Luego se inclinará un poco para entrar en la mujer. Luego, la mujer se pondrá la mano en el tobillo derecho para ayudar a levantar la pierna para que descanse sobre la cadera del hombre. Su pie estará a lo largo de su nalga. Luego puede descansar su mano izquierda sobre su pierna o rodilla izquierda mientras su brazo derecho envuelve el cuello del hombre. El hombre también puede ayudarla a apoyarla envolviendo su brazo izquierdo alrededor de su estómago.

Cómo Hacerlo Sexy

La mujer puede bajar para dar un ángulo diferente de penetración colocando su brazo derecho sobre el hombro del hombre. El hombre puede jugar con los pezones de las mujeres o estirarse para estimular su clítoris. También puede besar a la mujer en las orejas y el cuello mientras susurra o habla sucio.

Posición #3 – La Carretilla

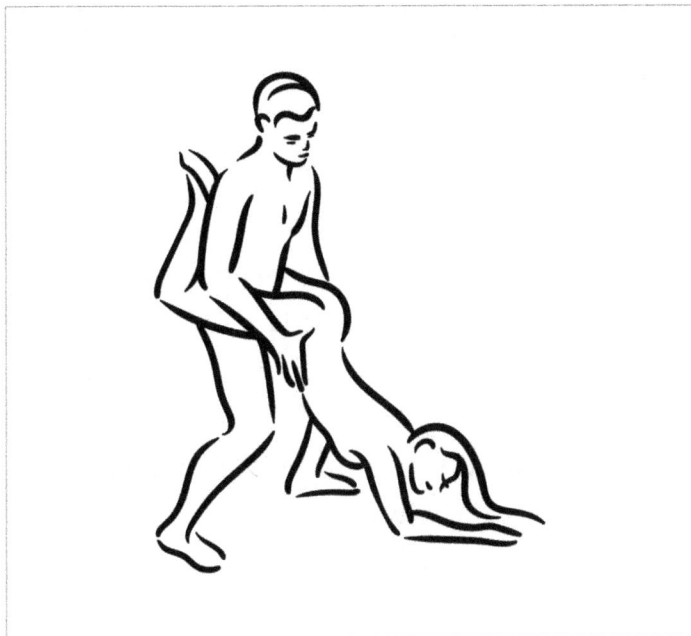

Esta es una posición más atlética que te permitirá ser móvil, porque puedes estar en esta postura mientras deambulas por la casa. Emocionante, por decir lo menos, para la pareja.

Cómo Hacerlo

El hombre se parará detrás de la mujer y la penetrará por detrás. Entonces el hombre levantará a la mujer por la pelvis, permitiéndole envolver sus piernas alrededor de la cintura del hombre. Luego puede colocar sus palmas en el suelo para mantener el equilibrio.

Cómo Hacerlo Sexy

Si esta posición es demasiado, puede intentar una posición sentada menos extenuante con la misma cantidad de estimulación que la posición de pie. El hombre se sentará en una silla o en el borde de la cama y la mujer se arrodillará y se extenderá sobre su pelvis mientras se aleja de él. Él puede sostenerla por las caderas mientras ella extiende sus piernas sobre la cama o hacia los lados de la silla. Luego puede estirar los brazos hacia el suelo o aferrarse a sus tobillos.

También puede variar esta posición sentada haciendo que la mujer mire al hombre y que le rodee la cintura con las piernas. Luego, la mujer se reclinará hacia atrás mientras el hombre levanta su cuerpo y acuna sus nalgas. Luego, la mujer podrá sostenerse con las manos en el suelo mientras el hombre levanta y baja la pelvis sobre su pene.

También puede ayudar al orgasmo en cualquiera de estas posiciones apretando los músculos de Kegel mientras el hombre la penetra y disfrutará de la tensión de la vagina.

Posición #4 – Impacto Profundo

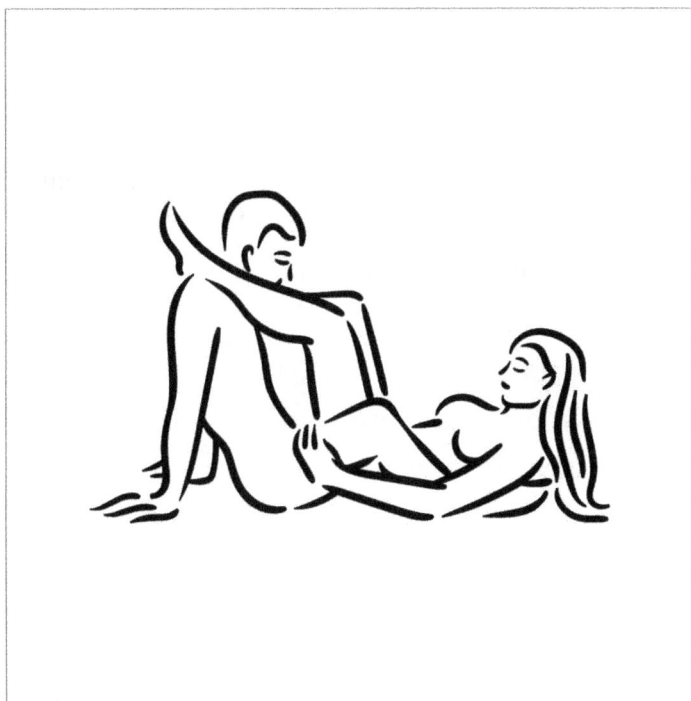

Esta posición es más íntima ya que ambos pueden ver el cuerpo del otro. También deja las manos libres para recorrer las zonas erógenas y caras.

Cómo Hacerlo

El hombre se sienta mientras descansa su peso sobre sus brazos, que se enderezan detrás de él. Luego abre las piernas para que la mujer pueda posicionarse entre ellas. La parte superior de su cuerpo yace plana, mientras que sus piernas se extienden sobre los hombros del hombre.

Cómo Hacerlo Sexy

La mujer puede cambiar la altura de su pelvis, dándole diferentes sensaciones y dándole al hombre más oportunidades de una profunda penetración. También puede bajar las piernas hasta el pecho del hombre para crear una penetración más ajustada. Además, si pone las piernas a los lados, esta es una buena manera de hacer la transición a otras posiciones, como yab yum o una variación de ella arriba.

Otra variación de esta posición se conoce como la cascada, pero con un giro para el hombre. En lugar del hombre sentado, se sentará al borde de la cama o de un sofá y luego permitirá que sus hombros caigan al suelo para que pueda descansar su peso sobre la parte superior del cuerpo. Luego, la niña se parará frente a él y se extenderá sobre su pelvis.

Esta variación permite a la mujer tener su placer, mientras que el hombre tendrá un período de tiempo prolongado antes del orgasmo debido a la sangre que corre hacia su cabeza. Este desplazamiento de sangre también conducirá a orgasmos alucinantes para el hombre, así como para la mujer, ya que ella tiene el control de la cantidad de placer que recibe del hombre.

Otra variación es hacer que la mujer coloque una de sus piernas en el suelo. Esta es una versión simplificada de la bailarina. Esta posición también permite una penetración profunda.

Puesto #5 – Sybian

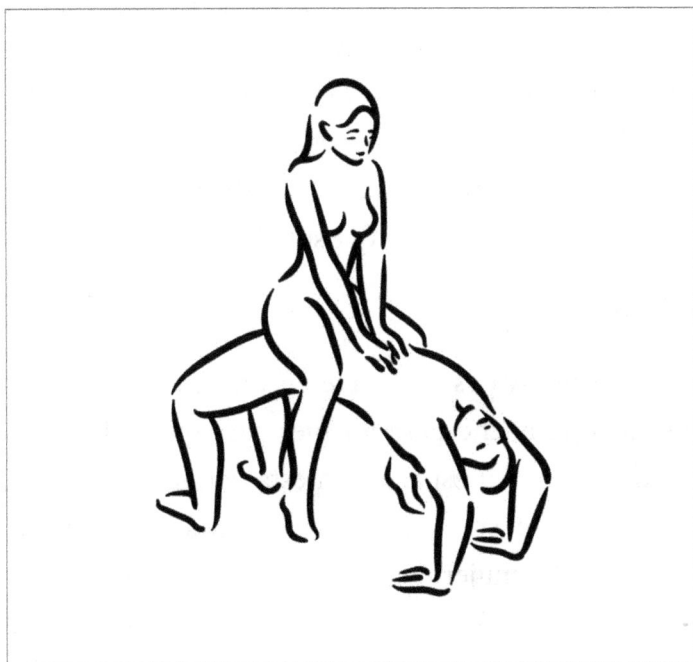

Esta es la versión más avanzada de la chica en la posición ella arriba de vaquera, que continúa dando a la mujer control sobre la profundidad y la velocidad de penetración. También permite una mayor acción de presión, ya que las piernas de la mujer no están inhibidas.

Cómo Hacerlo

El hombre se acostará en el piso y luego arqueará la espalda levantando su cuerpo del piso con las piernas y las manos. La mujer se parará junto a él y levantará su pierna sobre él. Luego se bajará sobre su pene y comenzará a mecerse, apretar y levantar su pelvis hacia arriba y hacia abajo. Puede dejar sus pies planos en el suelo para proporcionar más apoyo, o si el hombre está muy en forma, puede permitir que sus piernas se balanceen.

Cómo Hacerlo Sexy

Una alternativa es acostarse en una mesa de café o en un cojín ancho para los pies para que el hombre pueda apoyar su espalda. En esta variación, simplemente se acostará boca arriba con las piernas colgando. La mujer continuará a horcajadas sobre él como la posición de vaquera. Ella también puede hacer vaquera inversa en esta posición. Como aperitivo, ella puede abrirle las piernas y practicar sexo oral antes de adoptar la postura.

Posición #6 – El Arado

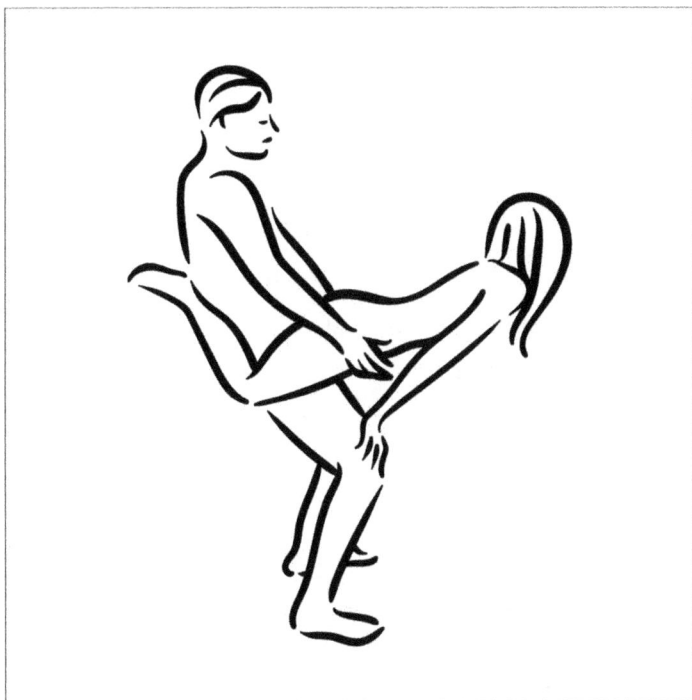

Esta puede ser fácilmente la posición sexual más difícil de dominar porque requiere equilibrio y un cuerpo atlético. A la mujer le gusta esta posición debido a la estimulación del punto G y al hombre le gusta, ya que puede ver la espalda y las curvas de la mujer.

Cómo Hacerlo

En el borde del sofá o la cama, haga que la mujer se arrodille en el suelo con las piernas separadas y la cabeza entre los brazos. El hombre se parará entre sus piernas y levantará a la mujer por la cintura. Mientras el hombre la levanta, la mujer plantará sus brazos y manos en puños y usará sus brazos como soporte para la parte superior de su cuerpo. Luego extenderá sus piernas directamente detrás del hombre. El hombre debe mantener sus piernas ligeramente flexionadas para ayudar a soportar el peso de la mujer.

Cómo Hacerlo Sexy

Para un mayor contacto físico y ejercicio, haga que la mujer envuelva sus piernas alrededor de la cintura o la espalda del hombre y coloque sus manos sobre las piernas del hombre para obtener apoyo y apalancamiento. Hablar sucio es una ventaja en esta posición, debido al dominio del hombre. Si eres realmente atlético, el hombre puede cargar el peso de la mujer con un brazo dejando el otro libre para jugar analmente o para estimular su clítoris. Esta también es una excelente posición para hacer la transición a la carretilla.

Posición #7 – El Puente

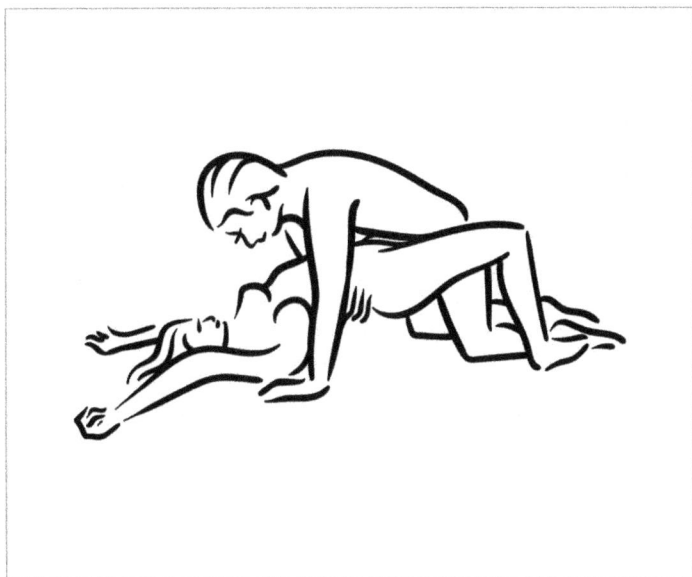

Esta es una posición que le permite a la mujer ejercitar sus glúteos mientras aprieta sus músculos. También es una gran pose para moverse, penetración profunda y estimulación del punto G.

Cómo Hacerlo

La mujer se acostará en la cama con las piernas separadas hasta los hombros. Luego, levantará la pelvis con los pies planos sobre la cama. El hombre se arrodillará entre sus piernas y la sostendrá sobre su espalda baja o glúteos para ayudarla a mantenerse firme mientras la penetra.

Cómo Hacerlo Sexy

El hombre tendrá acceso total a los senos y el cuerpo de la mujer para besar, acariciar y rascar su piel. La mujer también tiene un rango libre de brazos para poder agarrar y tocar sus brazos y su torso. Ambos son capaces de mantener el contacto visual y aprovechar la oportunidad para hablar sucio entre ellos.

Position # 8 – El Batidor de Mantequilla

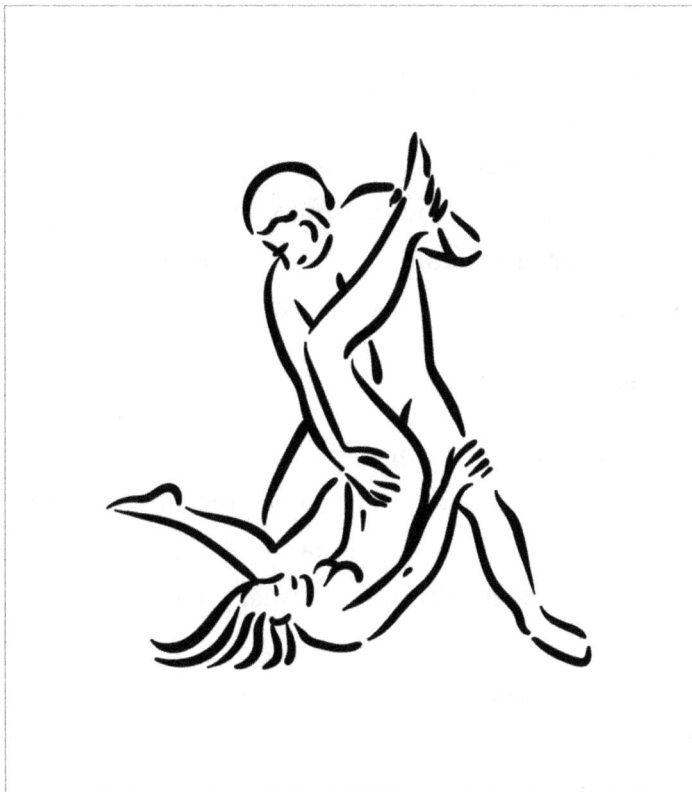

Esta posición envía la sangre a la cabeza de la mujer, lo que la pondrá en estado de éxtasis. También permite que el hombre vea todo su cuerpo, lo cual es bastante erótico para él.

Cómo Hacerlo

La mujer se acostará boca arriba y luego levantará las piernas sobre la cabeza para poner su peso sobre la parte superior de la espalda. El hombre va a ponerse un poco en cuclillas sobre ella. Luego puede descansar su pierna sobre su hombro, mientras que la otra pierna se dobla hacia su pecho. El hombre puede sostener su pierna como apoyo y colocar su mano sobre su estómago o pelvis para ayudarlo a entrar y salir de ella.

Cómo Hacerlo Sexy

Para obtener la mejor estimulación del punto G, haga que la mujer coloque sus dos piernas al lado de su cabeza para que su vagina quede hacia el techo. Puede mantener el contacto visual y hablar sucio en esta posición. El hombre puede experimentar con diferentes profundidades de penetración y debe insertarse por completo y sacar completamente el pene antes de entrar nuevamente para brindarle a ambos el máximo placer.

Posición #9 – El Hombre En Llamas

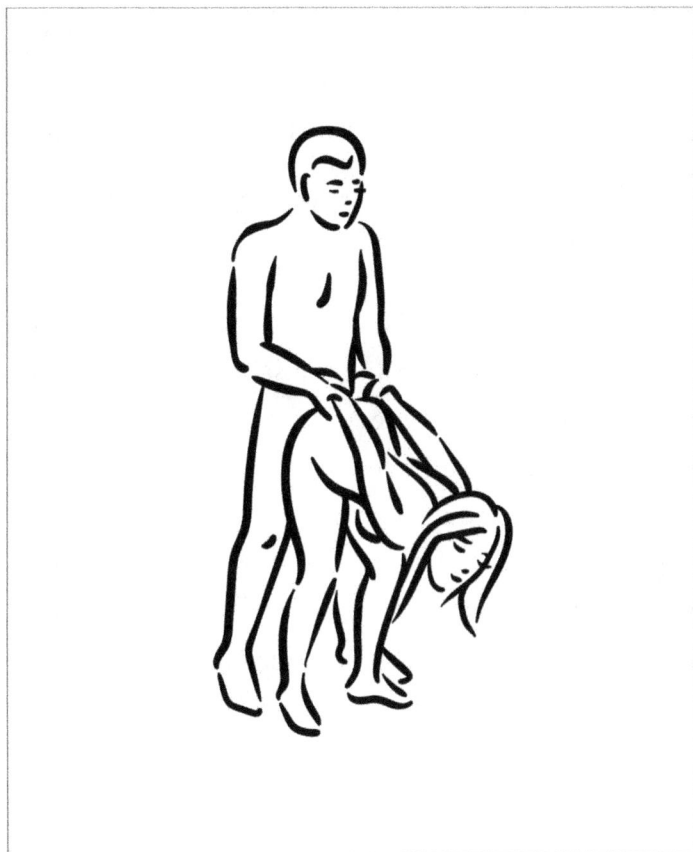

Esta es una forma modificada de estilo perrito con un toque de BDSM. Esta posición le permite al hombre ver toda la espalda de la mujer, mientras que la mujer está penetrada profunda y firmemente.

Cómo Hacerlo

La mujer se inclinará sobre el borde de la cama con

el hombre parado detrás de ella. El hombre luego se inclina un poco para poder penetrarla. Toma las muñecas de la mujer y las usa para equilibrarlas mientras la penetra.

Cómo Hacerlo Sexy

Puede usar esta posición en la mesa de la cocina o en la parte posterior del sofá para salir de la habitación. El hombre también puede agarrar el cabello de la mujer. Él puede tirar de los brazos de la mujer, lo que elevará su cuerpo para que la penetren en un ángulo diferente. Hablar sucio es imprescindible. Esta puede ser una posición salvaje y puede aumentar la energía entre los ambos.

Posición #10 – Crucifixión

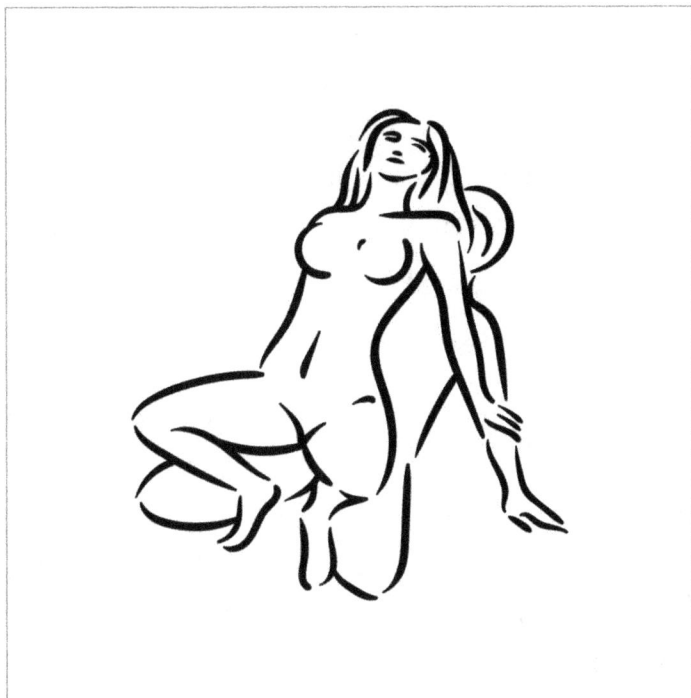

Esta es una posición más atlética para la mujer, ya que necesitará tener brazos y piernas fuertes para continuar en una postura agachada. El hombre puede descansar principalmente con esta posición.

Cómo Hacerlo

El hombre se arrodillará en el suelo y apoyará su peso sobre sus brazos detrás de él. La mujer se agachará con los pies entre las rodillas del hombre y la espalda contra su pecho. Es mejor tener los pies planos sobre el piso para poder subir o bajar para cambiar la profundidad de penetración. Luego retrocederá para deslizarse sobre el pene y colocar los brazos en el suelo o en los brazos del hombre. La mujer luego va a moverse y elevar su pelvis flexionando los músculos de sus piernas.

Cómo Hacerlo Sexy

Si el hombre también es atlético, puede soportar su peso con un brazo, lo que dejará al otro libre para recorrer el cuerpo de la mujer, jugando con sus senos, pezones y estómago. También puede alcanzar para masturbar a la mujer. Además, tiene acceso al cuello y la espalda de la mujer para darle besos amorosos.

Posición #11 – Antorcha

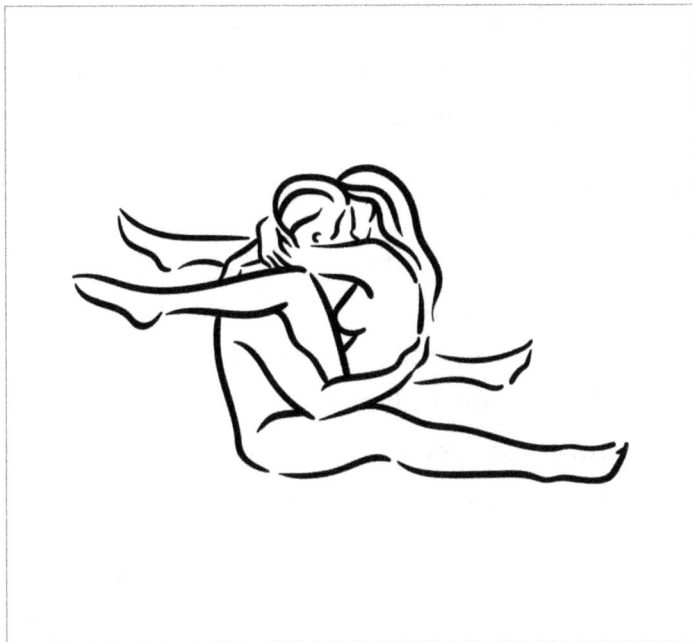

Esta es la más simple de las posiciones avanzadas, pero aún requiere una buena cantidad de atletismo. Es una posición profundamente íntima donde la pareja está en contacto cercano para besos, contacto visual sostenido y comunicación.

Cómo Hacerlo

El hombre se va a sentar derecho con las piernas extendidas frente a él, separadas. Luego, la mujer se acostará entre las piernas del hombre con las piernas sobre los hombros del hombre. La mujer se agarrará del cuello del hombre cuando él ponga sus brazos debajo de su espalda para levantarla hasta que sus cofres se toquen y pueda colocarla sobre su pene.

Cómo Hacerlo Sexy

La mujer puede cambiar la dirección de entrada manteniendo sus manos sobre los hombros del hombre o envolviendo sus brazos alrededor del cuello del hombre. El hombre también puede variar la cantidad de penetración balanceándose hacia adelante y hacia atrás en la misma posición.

Para una sensación y variación diferente, haga que la mujer se recueste en la cama y luego cruce los tobillos. Esto hará que la penetración sea mucho más estrecha y también estimulará el clítoris. Luego, la mujer puede deslizar sus dedos a lo largo de las piernas del hombre y puede frotar el clítoris. Esta posición es ideal para llegar al punto g. También puede hacer esta variación con el hombre parado con la mujer al borde de una mesa o encimera. Luego, la mujer puede alcanzar para sostener las nalgas del hombre.

Resumen del Capítulo

- La mayoría de las posiciones avanzadas

requieren que estés en forma atlética. Sin embargo, hay algunas variaciones más fáciles que puedes probar a medida que trabajas el músculo.

- Muchas de estas posiciones te hacen más creativo, ya que muchas se pueden hacer fuera de la habitación para darle más sabor.
- Asegúrese de mirar y escuchar a su pareja si tiene problemas para disfrutar de una determinada posición. No hay nada de malo en alterar una posición para lo que funciona para usted y su pareja para que pueda divertirse con la experiencia.

En el próximo capítulo, recibirá más posiciones de bonificación para tratar con diferentes grados de dificultad que lo ayudarán a mantener las cosas calientes en el dormitorio y en todas las demás habitaciones de la casa.

7

BONUS POSICIONES KAMA SUTRA Y TÁNTRICAS

Si todavía está buscando más posiciones para calentar el día y la noche, aquí hay algunos bonos que van desde principiante hasta nivel avanzado para ayudarlo a usted y a su pareja a tener una experiencia que nunca olvidarán.

Posición #1 – Orejas de Conejo

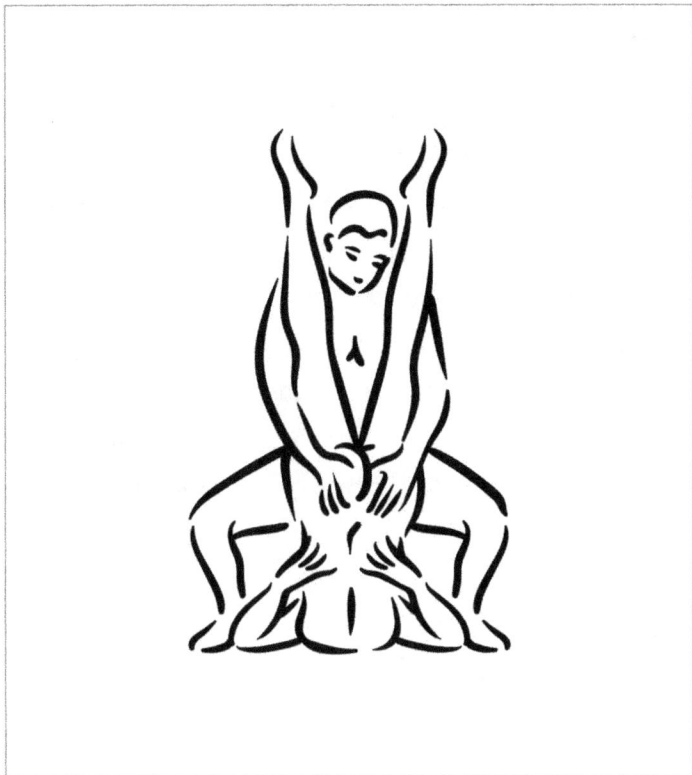

Esta es una posición avanzada que permite que la sangre fluya hacia la cabeza de la mujer, dándole diferentes sensaciones de euforia. También es una gran imagen para el hombre, ya que es capaz de mirar a lo largo de su cuerpo y obtener una vista fantástica de la entrada de su pene y las nalgas de la mujer.

Cómo Hacerlo

Comience con la mujer acostada en la cama. El hombre se extenderá a horcajadas sobre la cabeza de la mujer mientras enfrenta sus pies. Él se inclinará y levantará a la mujer con los músculos de sus piernas, ayudándola a ponerse de pie. El peso de la mujer estará sobre sus dos hombros. El hombre la penetrará y sujetará a la mujer por las nalgas o las caderas para ayudar a guiar su cuerpo hacia su pene. Puede sostenerse colocando los brazos estirados en la cama detrás de ella o en la espalda baja.

Cómo Hacerlo Sexy

Dado que esta es una posición en la que la mujer no puede permanecer durante un período prolongado de tiempo, es el momento de penetrar rápida y profundamente en la mujer para llevarlos al orgasmo. También puede usar sus pies para pasar sus dedos por el cabello del hombre o el hombre puede besar y chupar los pies y los dedos de los pies. Esta es una gran oportunidad para azotar a la mujer o para hacer un poco de juego anal.

Posición #2 – Águila Desplegada

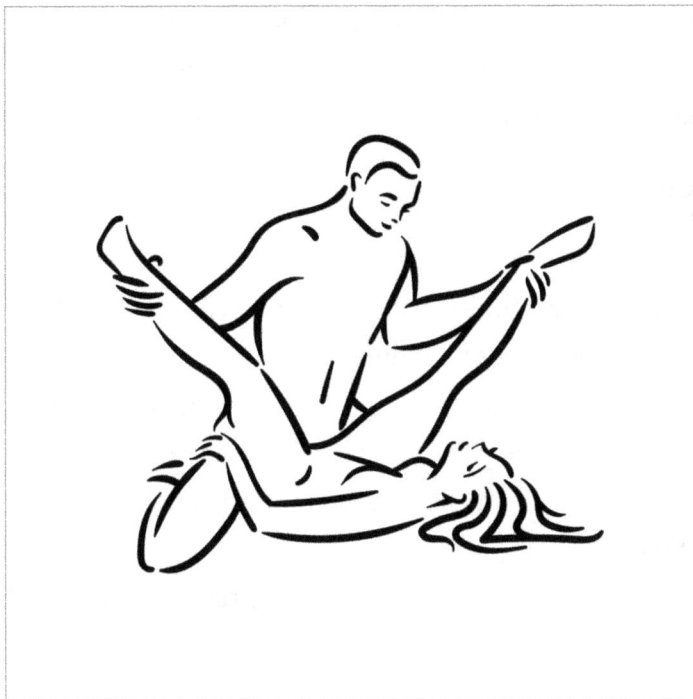

Esta es una posición de principiante/intermedio que permite un impacto profundo y la máxima estimulación del clítoris. El hombre disfruta poder ver a la mujer y todas sus reacciones, así como su orgasmo.

Cómo Hacerlo

La mujer se acostará boca arriba y levantará las piernas, creando una gran "V", mientras el hombre se arrodilla en su pelvis. Una vez que el hombre penetra a la mujer, puede colocar sus manos sobre sus tobillos para darle un poco de apoyo y ayudar a la mujer a mantener las piernas abiertas.

Cómo Hacerlo Sexy

El hombre puede abrir y cerrar las piernas de la mujer, cambiando el factor de tensión, y también puede apoyarse en la mujer para asegurar la penetración más profunda. Los brazos de la mujer están libres para que pueda frotarle las manos por el torso y apretarle los muslos. También deja al hombre y a la mujer libres para estimular aún más el clítoris. Ayudará a la mujer a hacer apretones de kegel durante esta posición para obtener las mejores sensaciones.

El hombre también puede cambiar fácilmente a otras posiciones simplemente colocando los pies de la mujer sobre su pecho o empujando ambas piernas juntas y hacia atrás sobre su cabeza.

Posición #3 – Montar En Reversa Contra La Pared

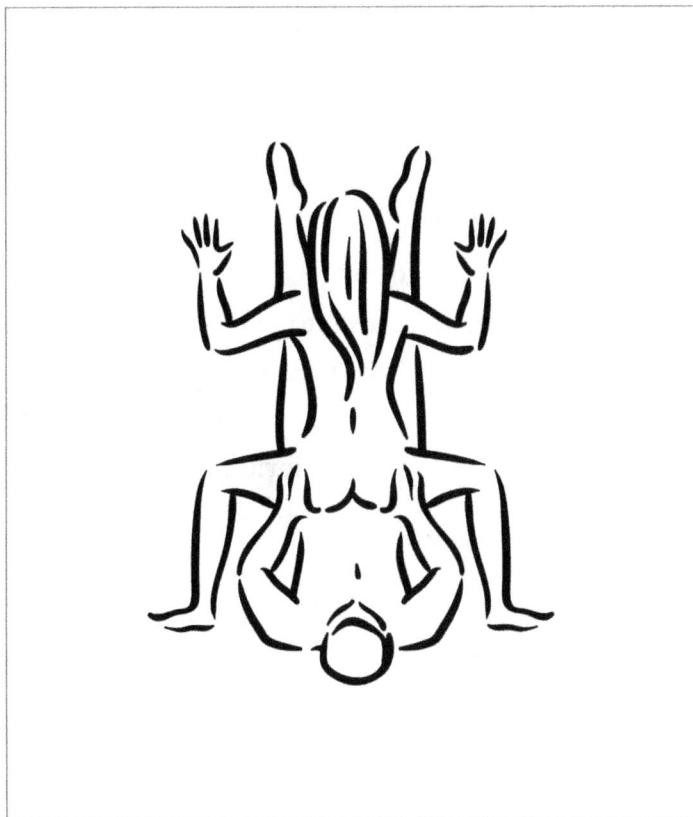

Esta posición parece un poco más complicada de lo que realmente es y es intermedia/avanzada. El hombre puede obtener una vista fantástica del cuerpo completo de la mujer, mientras que la mujer puede dejar cualquier inhibición.

Cómo Hacerlo

El hombre se acostará cerca de una pared para que su peso descanse sobre la parte superior de la espalda y los hombros con las piernas rectas contra la pared. Luego, la mujer se colocará a horcajadas sobre su cuerpo con las piernas bien separadas, frente a sus pies. Luego se agacha para penetrarse. El hombre actúa como un asiento para brindar apoyo a la mujer ahuecando sus nalgas. Luego, la mujer puede colocar las palmas de las manos contra la pared para apalancarse y equilibrio.

Cómo Hacerlo Sexy

El hombre puede incorporar el juego anal o masajear las nalgas y las piernas. Si la mujer está lo suficientemente equilibrada, tendrá libertad para masajear las piernas del hombre o besarlas.

Una variación más avanzada sería que el hombre coloque sus piernas sobre los brazos de la mujer y doble las rodillas. Esto cambia el ángulo de penetración y le da a la mujer la pared para sostener su torso superior.

Posición #4 – La Montura Lateral

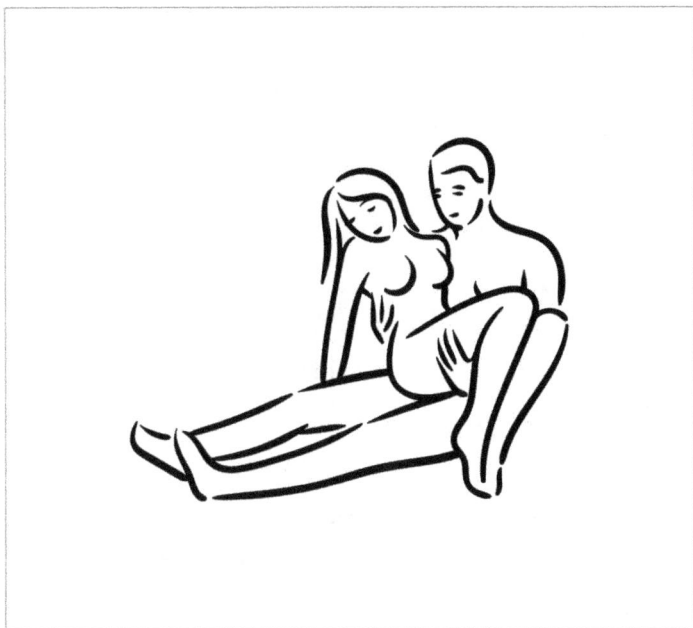

Esta es una variación del *lap dance* donde ambos pueden ser íntimos el uno con el otro. La mujer también va a tener diferentes sensaciones del pene que ingresa en este ángulo.

Cómo Hacerlo

El hombre se va a sentar en una silla o al borde de la cama. También puede apoyarse contra la cabecera o la pared para apoyarse. La mujer se sentará encima de su pene, sentada de lado mientras dobla las rodillas o apoya los pies en el suelo. Ella puede sostener el hombro del hombre o el brazo de la silla o la espalda como apoyo.

Cómo Hacerlo Sexy

El hombre puede ayudar a la mujer a subir y bajar su pene colocando un brazo debajo de sus piernas para ayudarla a subirla y bajarla. Esta también es una posición ideal para jugar con los senos y el hombre puede estimular el clítoris o besar a la mujer en el cuello. Pruebe esta posición en una mecedora para obtener el máximo efecto y ayudar con los movimientos de cadera y balanceo. Compartan un beso largo y apasionado para acelerar las vibraciones.

Posición #5 – La Hélice

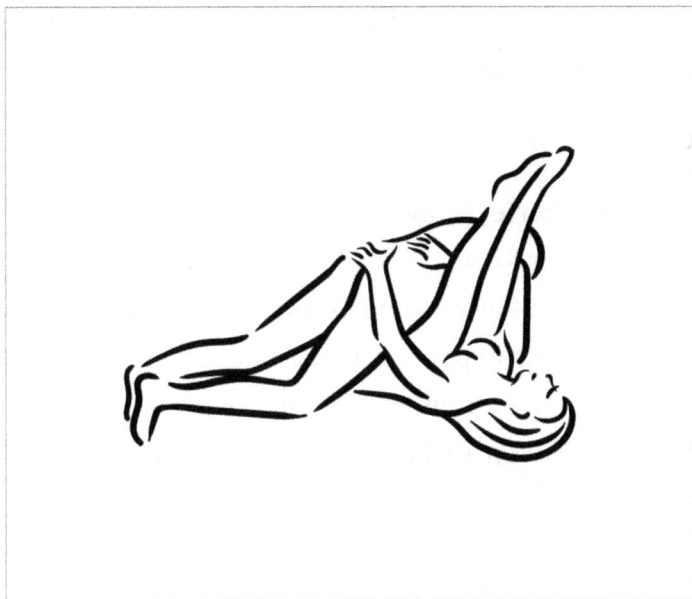

Esta es una posición intermedia/avanzada que permite la penetración profunda y la estimulación del clítoris. Puede ser la posición final para cerrar su noche.

Cómo Hacerlo

La mujer se acostará boca arriba y levantará las piernas rectas sobre la cabeza con los pies juntos. El hombre se arrodilla junto a ella y se inclina sobre ella de lado mientras la penetra. Luego puede extender su cuerpo hacia afuera y comenzar a moler, mientras usa sus rodillas como palanca y para cambiar el ángulo.

Cómo Hacerlo Sexy

Esta posición le da libertad de alcance a las manos de la mujer, por lo que puede alcanzar su ano, perineo y escroto para darle un buen masaje. También puede pasar los dedos por sus piernas, espalda y cabello. Esta es una excelente posición para que la mujer hable sucio con su hombre y para que ambos sean vocales.

Posición #6 – Doblado

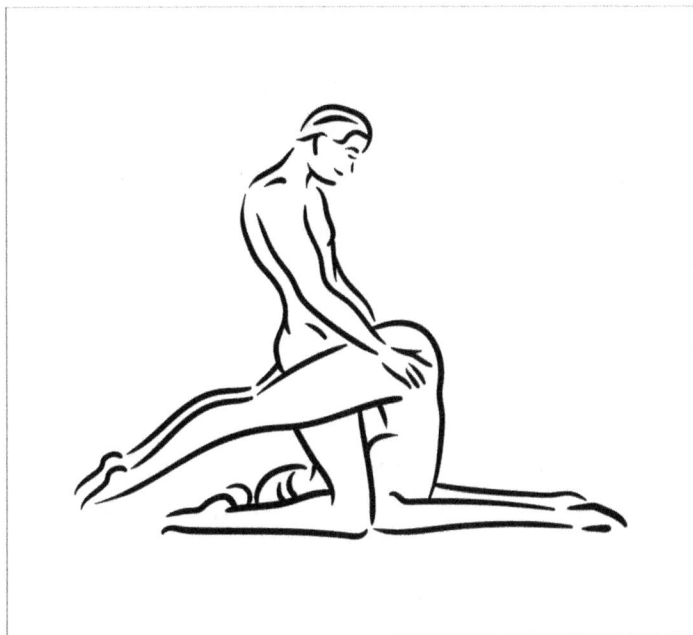

Esta posición de Kama Sutra está hecha para la mejor penetración al punto G y profunda. También le permite al hombre ver su pene entrando en la mujer y una buena vista de sus nalgas. Esta es una versión de penetración frontal del batidor de mantequilla.

Cómo Hacerlo

La mujer deberá acostarse en la cama y luego levantar las piernas por completo sobre su cabeza.

Puede soportar su peso con las manos extendidas detrás de ella o puede colocarlas en su espalda baja. Luego el hombre separará las piernas de la mujer y se arrodillará, a horcajadas sobre la cabeza de la mujer. Él agarrará sus caderas para ayudar a guiar a la mujer hacia su pene.

Cómo Hacerlo Sexy

Si la mujer le gusta el juego anal, el hombre puede usar sus dedos o un juguete para darle a la mujer aún más placer en esta posición. La mujer también puede colocar sus pies sobre la espalda del hombre, lo que lo hará más íntimo. Si la mujer está apoyando su espalda baja con sus manos, esto dejará las manos del hombre libres para jugar con sus pezones o para sostener sus nalgas.

Posición #7 – La Oración

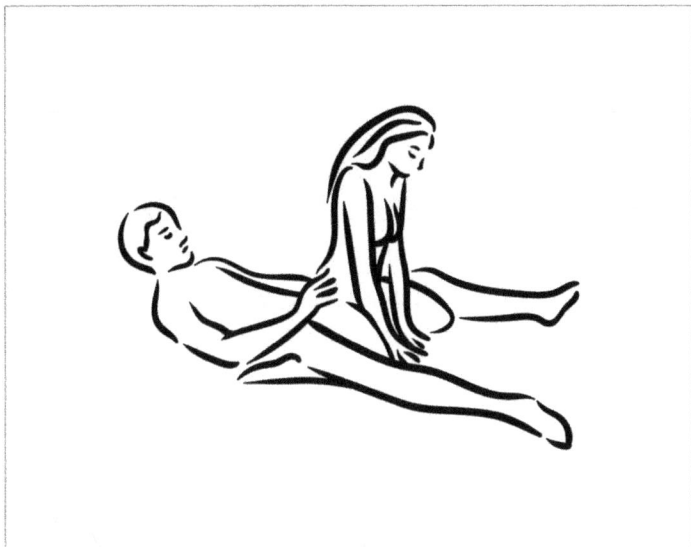

Esta posición de principiante/intermedio es una variación de vaquera inversa que permitirá una penetración más profunda, así como un muy buen espectáculo para el hombre.

Cómo Hacerlo

El hombre se acostará en la cama con las piernas separadas. La mujer se arrodillará de espaldas a él mientras se coloca encima de su pene. Luego, ella colocará sus pies debajo de sus piernas. Podrá menearse y balancearse hacia arriba y hacia abajo, siendo penetrada más profundamente que la vaquera inversa regular.

Cómo Hacerlo Sexy

La mujer puede sentarse a horcajadas sobre una de las piernas del hombre y luego levantar esta pierna recta para que se parezca a un palo de baile (*dancing pole*). Alternativamente, puede dejar su rodilla doblada. Luego puede usar su pierna para sostenerse mientras se mueve y sube y baja sobre su pene. Este también es un espectáculo erótico para el hombre, ya que su espalda va a estar hacia él para que pueda ver todos los movimientos de su cuerpo. La mujer también tiene acceso para masajear el perineo y el escroto en esta posición y puede masajear las piernas del hombre mientras él se aferra a sus caderas o le pasa los dedos por la espalda. Se alienta hablar sucio con este movimiento. Además, haga que la mujer muela en la dirección opuesta a la curva del pene del hombre, lo que puede conducir al placer de ambos.

Posición #8 – El Doble Piso

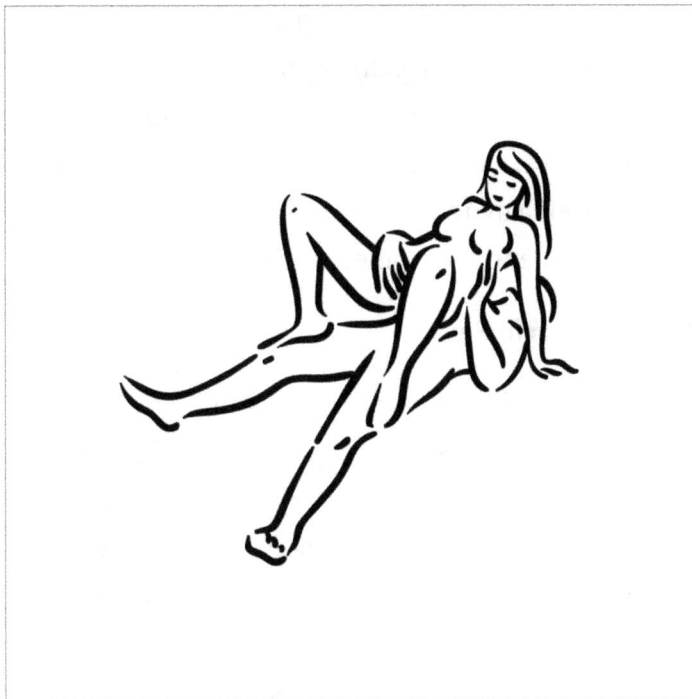

Esta es una pose fácil para hacer la transición después de la vaquera inversa y le permite al hombre tener un rango completo de contacto del cuerpo de la mujer desde su cabeza hasta su clítoris. Esta posición también pone a la mujer más en control de la cantidad de penetración y profundidad.

Cómo Hacerlo

Comience con la mujer en vaquera inversa. Luego

haga que se incline hacia el pecho del hombre y se apoye colocando las palmas de las manos sobre la cama o los hombros o la cabeza del hombre. Luego, ella plantará sus pies en los muslos del hombre mientras él la ayuda a levantarla y colocarla sobre su pene sosteniendo sus caderas o glúteos.

Cómo Hacerlo Sexy

El hombre o la mujer pueden estimular el clítoris, dándole a la mujer más placer. También puede sostener su costado para tener más contacto, ya que no hay mucho contacto con la piel en esta posición. El hombre puede pasar las manos a lo largo del cuerpo de la mujer desde el cuello hasta el hueso púbico. También puede aprovechar la oportunidad para hablarle dulcemente al oído.

Resumen del Capítulo

- Estas son una variedad de nuevas posiciones que puedes probar con tu amante esta noche para pasar una velada agradable.
- Recuerde tomar su tiempo y asegúrese de prestarse suficiente atención para que ambos puedan tener orgasmos alucinantes.
- Incluso si no está listo para hacer estas

posiciones exactas, pruebe las variaciones y ¡diviértase!

En el próximo capítulo aprenderán cómo darse orgasmos múltiples, así como consejos generales para profundizar sus habilidades de comunicación, conexión e intimidad entre ellos.

8

¡CONSEJOS PARA LLEVAR SU VIDA SEXUAL A UN NIVEL COMPLETAMENTE NUEVO!

Una de las preguntas más frecuentes después del sexo es: "¿Cuántos orgasmos tuviste?" Por supuesto, esto puede ser una gran decepción si su pareja pensaba que usted tenía más de lo que tenía, o podría aumentar su confianza en su relación sexual si fueran más. Tener orgasmos múltiples no es la razón completa para tener buen sexo. Aunque a veces puede ser un efecto secundario agradable, no debería ser el objetivo completo del sexo.

Sin embargo, muchas personas todavía desean experimentar orgasmos con sacudidas corporales. No hay nada particularmente malo con esta idea, pero es bueno educarse para saber más sobre los antecedentes de los orgasmos y cómo alcanzarlos, lo que lo ayudará a alcanzar este objetivo personal.

¿Sabías que las mujeres tienen múltiples formas de experimentar un orgasmo? Cuando ambos comprendan cómo se pueden lograr estos orgasmos, podrán tener orgasmos múltiples en el futuro.

Si eres una de las mujeres que tiene dificultades para lograr un orgasmo o incluso si nunca has experimentado uno, no estás sola. De hecho, esto sucede mucho, generalmente debido a la insuficiencia de los métodos utilizados y la falta de comunicación y expectativas. Cuando aprenda a explorar su sexualidad personal, así como la de su pareja, ambos estarán más informados sobre lo que realmente es posible experimentar en su vida amorosa.

Hay cinco tipos de orgasmos que son los más comunes, aunque cada individuo es diferente. Puede sentirlos en diferentes grados, tener su favorito o puede experimentar orgasmos de varias maneras.

La forma más común es el orgasmo del clítoris y generalmente se siente en la superficie de la piel. Este tipo se siente hormigueo e incluso se puede sentir en el cerebro. El siguiente es vaginal, que se siente más profundo dentro del cuerpo. El hombre puede saber si estás teniendo un orgasmo de esta manera, ya que las paredes de la vagina latirán. Si tiene un orgasmo anal, sentirá que necesita orinar, a pesar de que las contracciones se producen en el esfínter anal.

También hay orgasmos combinados, que pueden ocurrir cuando dos áreas erógenas están siendo estimuladas simultáneamente. La forma más común es a través del clítoris y el punto g. Esto es mucho más intenso, ya que puede provocar convulsiones en todo el cuerpo y provocar eyaculación femenina. El orgasmo final, y más común, es a través de las zonas erógenas. Estas son áreas como las rodillas, los codos, el cuello, los pezones y las orejas. Si se estimulan lo suficiente a través del juego continuo, esto puede conducir a un orgasmo que se experimenta de diferentes maneras para cada persona.

Así que, ¿cómo se logran estos diferentes tipos de orgasmos? Comencemos desde el principio con el clítoris.

Este pequeño órgano, conocido como el clítoris, es similar a la cabeza del pene y tiene muchas terminaciones nerviosas. Se encuentra en la parte superior de la vulva y tiene una capucha que se extiende desde el interior de los labios y generalmente cubre el clítoris. La forma ideal de estimular el clítoris es a través de movimientos circulares o movimientos hacia adelante y hacia atrás de la lengua, las palmas y los dedos.

Una vez que el clítoris está mojado, ya sea a través de la saliva o el lubricante, debe aplicar presión en un patrón repetitivo, que puede variar en velocidad. Cuanta más presión se ejerce sobre el clítoris, más intensa es la sensación. Si le duele, aplique más lubricante y/o aplique menos presión, porque el clítoris se ha vuelto demasiado sensible.

El orgasmo vaginal es uno de los más conocidos por los hombres, pero a menudo es el más difícil de lograr para las mujeres. Si este es tu caso, experimenta con diferentes juguetes sexuales o dedos. El área más sensible de la vagina está en la abertura, así como la pared hacia el ombligo donde se encuentra el punto g. Si se toca dentro de sí misma, sentirá un tipo diferente de tejido con pequeñas crestas. Una vez que encuentre esto, puede realizar un movimiento de entrada para estimular su punto g directamente. Si practica y se estimula lo suficiente, aplicar presión a esta área también puede conducir a la eyaculación femenina.

El orgasmo anal se escucha con mayor frecuencia en los hombres, debido a que la próstata lo convierte en un área muy sensible para ellos, pero este también es el caso de las mujeres. Lograr uno es un proceso bastante simple, ya que solo necesita aplicar presión frotando el exterior de la abertura del ano o insertando ligeramente el dedo dentro. Es extremadamente importante tener suficiente lubricación para el juego anal, ya que es un área muy sensible que puede desgarrarse fácilmente, lo que probablemente puede conducir a infecciones.

Cuando intentas los orgasmos combinados o de zona erógena, debes seguir el flujo de lo que se siente bien entre tú y tu pareja. Como se mencionó anteriormente, la estimulación del clítoris y el punto G son los más comunes, pero también puede incorporar el juego anal en la mezcla. Es posible que desee utilizar juguetes, dedos o una combinación de penetración diseñada para estimular el punto G junto con la estimulación del clítoris. Sea lo que sea que sacuda su bote, úselo para que pueda experimentar este asombroso orgasmo.

Los orgasmos de la zona erógena se experimentarán y descubrirán con mayor frecuencia durante las sesiones preliminares. Esto se debe a que cada persona tiene sus propias áreas. Algunos pueden disfrutar de mordisquear y lamer sus orejas, mientras que otros disfrutan de masajes detrás de las rodillas. Cambie las sensaciones y encuentre formas de activar estas áreas, como con juguetes, dientes, lamidas, rasguños, bofetadas y toda la gama de accesorios.

Una de las razones por las cuales las mujeres no experimentan orgasmos se reduce a la comunicación. La comunicación no sólo es clave para mantener una relación viva y bien, es especialmente cierto en el dormitorio. Si no puede expresarse y lo que necesita, su pareja no podrá leer su mente. Debe informarles cuáles son sus gustos y disgustos y qué le interesaría explorar. No es un tema del que deba avergonzarse hablar. Si no estás seguro de lo que más disfrutas, asegúrate de practicar el ejercicio de masturbación tántrica para que puedas explorarte y descubrir qué es lo que te brinda el mayor placer.

Además, si no puede expresar que no está obteniendo todo lo que su pareja está haciendo, muéstreles. Esta será la forma más fácil de comunicar lo que te gusta, así como cómo hacerlo y a qué presión. Si no son capaces de estimular su clítoris de la manera que a usted le gusta, literalmente tome su mano y muestre los movimientos y los impulsos que disfruta, y es muy probable que estén agradecidos de poder darle este placer.

Entonces, ¿qué sucede realmente durante un orgasmo? En el cuerpo de la mujer, hay una rápida contracción de los músculos del ano, el útero y la vagina y puede incluir otras partes del cuerpo, como el abdomen, los pies y las manos. También puede haber una liberación de líquido fuera de la uretra conocida como eyaculación femenina que contiene una mezcla de orina y líquido teñido de blanco. Por supuesto, estas son las experiencias más comunes de orgasmos, pero cada mujer es diferente. Algunos pueden reír, algunos pueden retorcerse a través de las sábanas. Esta es la belleza de aprender con una mujer y darle el mayor placer posible, porque siempre será una experiencia hermosa para ser parte de ella.

Las etapas de excitación que conducen a un orgasmo siguen un patrón básico de cuatro partes. El primero se conoce como excitación, que es el estado de activación. El segundo es la meseta, que es el resultado del movimiento repetitivo que es placentero. La tercera etapa se conoce como el orgasmo, que es la liberación y la explosión de placer. La etapa final se conoce como resolución, que es el período de tiempo en el que el cuerpo se recupera de los efectos orgásmicos. Esta es solo una guía básica, porque, como has aprendido, es posible tener efectos orgásmicos a nivel energético sin pasar por los efectos físicos.

Los orgasmos también pueden variar en intensidad o incluso suceder varias veces seguidas. Depende de muchos factores en cuanto a cómo ocurre esto realmente. Sin embargo, nunca defina sus propios orgasmos mediante la descripción de un libro de texto, porque son personales para usted y sólo para usted. No hay nada que diga que tu orgasmo vaginal no es tan bueno como la eyaculación de tu pareja. Si estás en la luna satisfecha con tus orgasmos, entonces estás en un buen punto. Todavía puede continuar practicando y trabajando para hacerlos aún más alucinantes utilizando las técnicas de este libro.

Cómo Tener Mejores Orgasmos

Participe en juegos previos o, si se está aburriendo, mézclelos. Cuando participas en esta importante precuela del sexo, aumenta la oxitocina, que está científicamente demostrado que brinda a los amantes orgasmos más intensos. Esta hormona se puede liberar de muchas maneras diferentes, como a través de lazos, besos, abrazos y abrazos. Sin embargo, cuanta más intimidad incorpores a tus juegos previos, más disfrutarás de los orgasmos que acompañan al resto de tu vida amorosa.

En lugar de hacer que sea una carrera para llegar a la línea de meta, debes usar los bordes para llegar al orgasmo y luego detenerte. Puede continuar este proceso todo el tiempo que desee, hasta que finalmente sea el momento de la gran final con su pareja. Ambos pueden trabajar juntos en esto, e incluso pueden practicar acercarse al límite, haciéndolo más divertido durante el proceso. Una vez que te permitas tener estos sentimientos, toda la energía acumulada hará que tengas un orgasmo alucinante.

Los ejercicios de respiración tántrica te ayudan a controlar el poder detrás de cada respiración. Este también es un proceso que ralentiza tus pensamientos acelerados, mientras te hace muy sensible a las sensaciones en todo tu cuerpo. Si trabaja en técnicas simples de respiración sincronizada con su pareja, puede experimentar orgasmos energéticos, incluso sin penetración.

Establezca sus intenciones, pero deseche sus expectativas. Sí, los orgasmos pueden ser una gran experiencia durante el sexo, pero este no es el punto principal del sexo, ya que te unes íntimamente con otra persona a nivel del alma y te conectas con ellos de una manera especial. Sí, es agradable poder experimentar un orgasmo simultáneo, pero si puede sentirse cómodo en su piel mientras aprenden juntos, experimentan y disfrutan sin tener un orgasmo, esto no es un fracaso de ninguna manera.

A la luz de la experimentación, debe tener una mente abierta con y sin su pareja. Esta es tu oportunidad de encontrar lo que realmente enciende tu fuego y te envía a la cima. Es mejor explorar por su cuenta antes de reunirse con su pareja para poder verbalizar y mostrarles lo que más le gusta. Esto no solo ayudará a su relación, sino que también mostrará confianza en usted mismo como persona y en su sexualidad.

Con estos consejos, sin duda podrá disfrutar de orgasmos e incluso orgasmos múltiples de diferentes niveles a lo largo de su vida sexual. No hay razón para creer que tener una vida sexual placentera, emocionante y espontánea no está en las cartas para ti. ¡Por supuesto que están! No hay ninguna razón, incluso si actualmente no tiene pareja, para que no debas comenzar a usar los ejercicios que se dan en este libro para sentirse cómodo con su propia piel y sexualidad. Solamente cuando llegues a este punto podrás experimentar todo el reino que es una vida sexual saludable. Después de todo, con esta guía completa, ¡estás en camino!

Resumen del Capítulo

- Lo más importante en la vida es tomar medidas, recuerde la regla del 80/20.

9

ÚLTIMAS PALABRAS

Espero que sienta que tiene mucha tarea divertida para hacer consigo mismo/a y con tu pareja, y que puede continuar profundizando el vínculo entre ustedes. Todo en este libro es real y factible. Solo necesita poder aplicar las antiguas enseñanzas que todavía están muy vivas y utilizables hoy para ayudarlo a lograr la relación más sólida con su pareja.

Con el Kama Sutra y las enseñanzas tántricas, podrá abordar la sexualidad con una perspectiva diferente, una que muestre la imagen completa para usted y su pareja. Le ayuda a apreciar quiénes son como individuo y cómo ambos se fusionan. Te ayuda a tener gratitud y un amor más profundo por esta persona con la que te has unido tan profundamente.

Muchas personas han seguido estos caminos durante miles de años y se han dado cuenta de la belleza pura de lo que puede hacer una relación profundamente unida para enriquecer sus vidas. Es posible continuar practicando estas posiciones y continuar fortaleciendo su vínculo para que nunca se rompa, sin importar los desafíos que puedan surgir en la vida. Todos queremos a alguien en quien podamos confiar y con el apoyo cuando más lo necesitamos. Siguiendo estos métodos y enseñanzas, aprenderá a ser abierto, honesto y dispuesto a revelar su verdadero ser al más cercano a usted.

Disfruta de tu viaje mientras continúas en contacto contigo mismo y con tu pareja. Siga saliendo fuera de su zona de confort e intente nuevas posiciones para que usted y su pareja puedan continuar creciendo más profundamente en amor y comprensión el uno por el otro.

SIN TÍTULO

Crédito de Imágenes: Shutterstock.com

www.ingramcontent.com/pod-product-compliance
Lightning Source LLC
Chambersburg PA
CBHW051733020426
42333CB00014B/1287